糖尿病ケア+ 2024年秋季増刊

病気のしくみから合併症、三大療法まで
支援に活かせる知識が身につく

糖尿病患者のからだ イラスト大事典

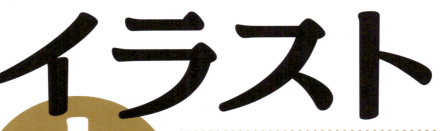

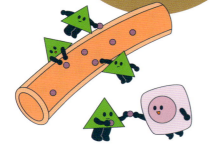

編著

岸本一郎
公立豊岡病院組合立豊岡病院
病院長補佐／内分泌・糖尿病内科部長

井垣誠
公立豊岡病院組合立豊岡病院
リハビリテーション技術科 副科長

MCメディカ出版

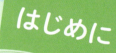

はじめに

　本書は糖尿病の病態と合併症、三大療法について基本からしっかり学べる1冊です。わかりやすいイラストや図解を用いて、糖尿病患者とかかわるうえで知っておくべき重要なポイントをくわしく解説しています。患者に説明する際に、きちんと理解してもらうために気をつけるべきポイントなども併せて解説し、患者支援に役立つ内容となっています。

　また、イラストや図解を用いた説明に使えるダウンロードシートがついています。とくに患者に知っておいてもらいたい項目を抜粋し、患者向けにわかりやすくまとめています。糖尿病患者のからだのしくみと治療について、自信をもって患者に説明できるようになるために必要な知識が満載です。ぜひ参考にしていただけますと幸いです。

2024年7月

公立豊岡病院組合立豊岡病院 病院長補佐／内分泌・糖尿病内科部長
岸本一郎
公立豊岡病院組合立豊岡病院 リハビリテーション技術科 副科長
井垣誠

糖尿病患者のからだ イラスト大事典

編著 岸本一郎
公立豊岡病院組合立豊岡病院
病院長補佐／内分泌・糖尿病内科部長

井垣誠
公立豊岡病院組合立豊岡病院
リハビリテーション技術科 副科長

はじめに・・・3 　編集・執筆者一覧・・・6
本書で使用しているおもな略語一覧・・・8

第1章 糖尿病患者のからだのしくみ

1	膵臓とインスリン （岸本一郎）	10
2	糖尿病の検査・診断 （田中大祐、山本泰三）	16
3	糖尿病の分類 （廣畠知直、金子至寿佳）	19
4	妊娠と糖尿病について （橋本尚子）	24
5	小児1型糖尿病について （大梅成崇、柚山賀彦、川村智行）	29
6	高齢者糖尿病について （小倉雅仁）	33
7	高血糖のおもな症状とその機序 （和田里美）	39
8	食後高血糖と血糖値スパイク （岸本一郎）	43

第2章 糖尿病の合併症

1	急性合併症 （藤﨑修、永嶋太）	50
2	糖尿病性神経障害 （伊賀賢一）	54
3	糖尿病網膜症 （野田和誉）	59
4	糖尿病性腎症（糖尿病関連腎臓病） （川村俊介、柳田素子）	64
5	動脈硬化と大血管症 （北川達也）	68
6	糖尿病性足病変とフットケア （畑中友紀）	72

7　糖尿病と歯周病　（田中太邦）・・・・・・・・・・・・・・・　76

8　高血圧、肥満、メタボリックシンドローム　（角谷佳則、繪本正憲）・・・　79

第3章　糖尿病の三大療法

1　糖尿病の三大療法とは　（細井雅之）・・・・・・・・・・・・　84

2　炭水化物　（田路真由）・・・・・・・・・・・・・・・・・・・　89

3　たんぱく質　（井上なつみ）・・・・・・・・・・・・・・・・・　94

4　脂質　（乙社あかり、安原みずほ）・・・・・・・・・・・・・・　99

5　食物繊維と腸内細菌　（藤本浩毅）・・・・・・・・・・・・・　103

6　運動によって血糖値が下がるしくみ　（本田寛人）・・・・・・　107

7　活動量を増やす工夫　（井垣誠）・・・・・・・・・・・・・・　111

8　フレイル・サルコペニアと運動療法　（西田昌平）・・・・・・　115

9　経口薬：インスリン分泌非促進系　（中辻萌、廣田勇士、小川渉）・・・　120

10　経口薬：インスリン分泌促進薬　（太田朱美）・・・・・・・・　124

11　経口薬：糖吸収・排泄調節薬　（栗原崇、原田範雄）・・・・・　129

12　インクレチン関連薬　（稲垣暢也）・・・・・・・・・・・・・　133

13　インスリン製剤　（松原一磨）・・・・・・・・・・・・・・・　137

14　インスリンポンプと血糖モニタリング　（廣田勇士）・・・・・　141

第4章　糖尿病療養支援に必要な知識

1　低血糖とシックデイ　（和田里美）・・・・・・・・・・・・・　148

2　未受診・治療中断への対応〜糖尿病地域連携〜　（岸本一郎）・・・・　153

3　スティグマとアドボカシー　（矢部大介）・・・・・・・・・・　158

4　糖尿病をもつ人の心理的負担について　（石井均）・・・・・・　161

5　糖尿病のチーム医療について　（河野千尋、浜本芳之）・・・・・　164

6　糖尿病看護認定看護師のかかわり　（大槻美紀、畑中友紀）・・・・・　169

資料ダウンロード方法・・・174　　　索引・・・175

表紙・本文イラスト／中村恵子　表紙・本文デザイン／Kaji Design Works

編集・執筆者一覧

《 編集 》

岸本一郎	きしもと・いちろう	公立豊岡病院組合立豊岡病院 病院長補佐／内分泌・糖尿病内科 部長
井垣誠	いがき・まこと	公立豊岡病院組合立豊岡病院 リハビリテーション技術科 副科長

《 執筆者（50音順）》

伊賀賢一	いが・けんいち	公立豊岡病院組合立豊岡病院 脳神経内科 医長　第2章2
井垣誠	いがき・まこと	公立豊岡病院組合立豊岡病院 リハビリテーション技術科 副科長　第3章7
石井均	いしい・ひとし	奈良県立医科大学 医師・患者関係学講座 教授　第4章4
稲垣暢也	いながき・のぶや	公益財団法人田附興風会医学研究所北野病院 理事長　第3章12
井上なつみ	いのうえ・なつみ	公立豊岡病院組合立豊岡病院 栄養技術科 係長　第3章3
繪本正憲	えもと・まさのり	大阪公立大学大学院 医学研究科 代謝内分泌病態内科学・腎臓病態内科学 教授　第2章8
大梅成崇	おおうめ・まさたか	大阪公立大学大学院 医学研究科 発達小児医学　第1章5
太田朱美	おおた・あけみ	公立豊岡病院組合立豊岡病院 薬剤部 係長　第3章10
大槻美紀	おおつき・みき	公立豊岡病院組合立豊岡病院 看護部 日本糖尿病療養指導士　第4章6
小川渉	おがわ・わたる	神戸大学大学院 医学研究科 糖尿病・内分泌内科学部門 教授／神戸大学医学部附属病院 糖尿病・内分泌内科 診療科長　第3章9
小倉雅仁	おぐら・まさひと	独立行政法人国立病院機構京都医療センター 糖尿病内科 診療科長／糖尿病センター長　第1章6
乙社あかり	おっこそ・あかり	松江赤十字病院 栄養課 主任　第3章4
角谷佳則	かくたに・よしのり	大阪公立大学大学院 医学研究科 代謝内分泌病態内科学 病院講師　第2章8
金子至寿佳	かねこ・しずか	日本赤十字社和歌山医療センター 糖尿病内分泌内科 部長　第1章3
川村俊介	かわむら・しゅんすけ	京都大学大学院 医学研究科 腎臓内科学講座　第2章4
川村智行	かわむら・ともゆき	あべのメディカルクリニック 院長　第1章5
岸本一郎	きしもと・いちろう	公立豊岡病院組合立豊岡病院 病院長補佐／内分泌・糖尿病内科 部長　第1章1, 8　第4章2
北川達也	きたがわ・たつや	公立豊岡病院組合立豊岡病院 循環器内科　第2章5
栗原崇	くりはら・たかし	京都大学大学院 医学研究科 糖尿病・内分泌・栄養内科学　第3章11
河野千尋	こうの・ちひろ	関西電力病院 看護部 副看護師長／慢性疾患看護専門看護師　第4章5
田中大祐	たなか・だいすけ	滋賀県立総合病院 糖尿病・内分泌内科 副部長／栄養指導部長　第1章2

田中太邦	たなか・たかくに	公立豊岡病院組合立豊岡病院 歯科口腔外科・矯正歯科 部長	第2章7
田路真由	とおじ・まゆ	公立豊岡病院組合立豊岡病院 栄養技術科	第3章2
永嶋太	ながしま・ふとし	公立豊岡病院組合立豊岡病院 救急集中治療科（但馬救命救急センター）センター長／部長	第2章1
中辻萌	なかつじ・めい	神戸大学大学院 医学研究科 糖尿病・内分泌内科部門	第3章9
西田昌平	にしだ・しょうへい	公立豊岡病院組合立豊岡病院 リハビリテーション技術科 係長	第3章8
野田和誉	のだ・かずのり	地方独立行政法人神戸市民病院機構神戸市立西神戸医療センター 眼科 副医長	第2章3
橋本尚子	はしもと・なおこ	兵庫県立はりま姫路総合医療センター 糖尿病・内分泌内科 診療科長／臨床研修センター 副センター長	第1章4
畑中友紀	はたなか・ゆき	公立豊岡病院組合立豊岡病院 看護部 糖尿病看護認定看護師	第2章6 第4章6
浜本芳之	はまもと・よしゆき	関西電力病院 糖尿病・内分泌代謝センター センター長	第4章5
原田範雄	はらだ・のりお	京都大学大学院 医学研究科 糖尿病・内分泌・栄養内科学 准教授	第3章11
廣田勇士	ひろた・ゆうし	神戸大学大学院 医学研究科 糖尿病・内分泌内科部門 准教授	第3章9, 14
廣畠知直	ひろばた・ともなお	日本赤十字社和歌山医療センター 糖尿病内分泌内科 副部長	第1章3
藤﨑修	ふじさき・おさむ	公立豊岡病院組合立豊岡病院 救急集中治療科（但馬救命救急センター）医長	第2章1
藤本浩毅	ふじもと・ひろき	大阪公立大学医学部附属病院 栄養部 保健副主幹	第3章5
細井雅之	ほそい・まさゆき	大阪市立総合医療センター 糖尿病・内分泌内科 部長	第3章1
本田寛人	ほんだ・ひろと	四條畷学園大学 リハビリテーション学部 理学療法学専攻 准教授	第3章6
松原一磨	まつばら・かずま	公立豊岡病院組合立豊岡病院 薬剤部 主任	第3章13
安原みずほ	やすはら・みずほ	松江赤十字病院 栄養課 課長補佐	第3章4
柳田素子	やなぎた・もとこ	京都大学大学院 医学研究科 腎臓内科学講座 教授	第2章4
矢部大介	やべ・だいすけ	京都大学大学院 医学研究科 糖尿病・内分泌・栄養内科学 教授	第4章3
山本泰三	やまもと・たいぞう	滋賀県立総合病院 副院長／糖尿病・内分泌内科 科長／総合内科 科長	第1章2
柚山賀彦	ゆやま・よしひこ	大阪公立大学大学院 医学研究科 発達小児医学 病院講師	第1章5
和田里美	わだ・さとみ	公立豊岡病院組合立豊岡病院 内分泌・糖尿病内科 医長	第1章7 第4章1

✦ 本書で使用しているおもな略語一覧 ✦

ACE	angiotensin converting enzyme　アンジオテンシン変換酵素
AGEs	advanced glycation end products　終末糖化産物
ARB	angiotensin Ⅱ receptor blocker　アンジオテンシンⅡ受容体拮抗薬
ATP	adenosine triphosphate　アデノシン三リン酸
BCAA	branched chain amino acid　分岐鎖アミノ酸
CGM	continuous glucose monitoring　持続グルコースモニター
CSII	continuous subcutaneous insulin infusion　持続皮下インスリン注入療法
CT	computed tomography　コンピュータ断層撮影
DASC-8	the dementia assessment sheet for community-based integrated care system-8 items　認知・生活機能質問票
DKA	diabetic ketoacidosis　糖尿病性ケトアシドーシス
DPP-4	dipeptidyl peptidase 4　ジペプチジルペプチダーゼ4
EDKA	euglycemic diabetic ketoacidosis　正常血糖ケトアシドーシス
eGFR	estimated glomerular filtration rate　推算糸球体濾過量
GA	glycoalbumin　グリコアルブミン
GIP	glucose-dependent insulinotropic polypeptide　グルコース依存性インスリン分泌刺激ポリペプチド
GLP-1	glucagon-like peptide-1　グルカゴン様ペプチド-1
GLUT4	glucose transporter 4　4型糖輸送担体
HDS-R	Hasegawa dementia scale-revised　改訂長谷川式簡易知能評価スケール
HHS	hyperosmolar hyperglycemic state　高浸透圧高血糖状態
ICT	infection control team　感染制御チーム
LDL	low-density lipoprotein　低比重リポたんぱく質
MCI	mild cognitive impairment　軽度認知障害
METs	metabolic equivalents　メッツ
MMSE	mini-mental state examination　ミニメンタルステート検査
MoCA-J	Japanese version of montreal cognitive assessment
MODY	maturity onset diabetes of the young　家族性若年糖尿病
MSW	medical social worker　医療ソーシャルワーカー
NAFLD	non-alcoholic fatty liver disease　非アルコール性脂肪性肝疾患
NASH	non-alcoholic steatohepatitis　非アルコール性脂肪肝炎
NEAT	non-exercise activity thermogenesis　ニート
NST	nutrition support team　栄養サポートチーム
OGTT	oral glucose tolerance test　経口ブドウ糖負荷試験
PAD	peripheral artery disease　末梢動脈疾患
PAID	problem areas in diabetes scale　糖尿病問題領域質問表
PwD	person with diabetes　糖尿病をもつ人
RPE	rating of perceived exertion　自覚的運動強度
SGLT2	sodium-dependent glucose transporter 2　ナトリウム-グルコース共輸送体2
SMBG	self-monitoring of blood glucose　血糖自己測定
VEGF	vascular endothelial growth factor　血管内皮増殖因子

第1章

糖尿病患者の
からだのしくみ

1 膵臓とインスリン

公立豊岡病院組合立豊岡病院 病院長補佐／内分泌・糖尿病内科 部長　**岸本一郎**（きしもと・いちろう）

膵臓の構造

1. 膵臓と糖尿病

　膵臓は胃の裏側にあり、長さ約 15～20cm、厚さ約 2cm の細長い臓器で、上腸間膜動脈と肝門脈の前側に位置しています。糖尿病はインスリンの作用が不足した状態のことをいいますが、膵臓はそのインスリンの生合成・分泌を担当しています。膵臓に疾患があるとインスリン分泌が低下して、血糖管理が悪くなります。また、糖尿病のある人は糖尿病のない人に比べて膵臓がんを発症するリスクが約 2 倍高くなることが知られており、糖尿病と膵臓には密接な関係があります。

2. 膵臓の役割

　膵臓には、消化液を分泌する外分泌機能と、ホルモンを分泌する内分泌機能があります。外分泌機能としては、炭水化物を分解するアミラーゼ、たんぱく質を分解するトリプシン、脂肪を分解するリパーゼなどの消化酵素を含んだ膵液を膵管に集め、十二指腸に分泌する役割を担っています。膵液にはアルカリ性の重炭酸塩が大量に含まれており、消化酵素がはたらきやすいように十二指腸内で胃酸を中和しています。内分泌機能としては、血糖値を下げるホルモンであるインスリンや、血糖値を上げるホルモンであるグルカゴンを産生して肝門脈に分泌し、血糖値を調節するはたらきがあります。膵内分泌ホルモンは膵臓内の内分泌細胞でつくられますが、この細胞は外分泌細胞のなかに島状に分泌するため「膵島」とよばれています。

3. 膵島のはたらき

　膵島は 1869 年にドイツ人の博士論文によってはじめて報告されたため、発見者の名前をとって「ランゲルハンス島（ラ氏島と略す）」ともよばれます。膵島は膵臓内に約 100 万個程度存在し、1 個の膵島には約 5,000 個の内分泌細胞が存在します。主要な膵内分泌細胞としては、グルカゴンを分泌する α 細胞、インスリンを分泌する β 細胞のほか、ソマトスタチンを分泌する δ 細胞、膵ポリペプチドを分泌する PP 細胞があります。これらのホルモンの分泌は、消化管から吸収された栄養素や消化管由来のホルモンおよび神経系によって調節されます。膵島から分泌されたインスリンは膵臓内の外分泌機能を調節する生理的役割も担っており、このはたらきは膵内外分泌連関といわれています。

インスリン分泌のしくみ

膵島のβ細胞に取り込まれたブドウ糖が代謝された結果、アデノシン3リン酸（ATP）が産生されます。高血糖によってATPが増えると、カリウムチャネルが閉鎖してカリウムが細胞外に出にくくなるため、それまで膜の内側がマイナスに、外側はプラスに分極していた静止膜電位が逆転し、細胞膜が脱分極して細胞内がプラスに傾きます。これにより、細胞質内にカルシウムが多くなってインスリンが細胞から分泌されます。逆に、血糖値が低くなってATPが減少すると、カリウムチャネルが開くため、カリウムイオンは細胞外に流出して細胞内はマイナスに傾き（再分極）、インスリン分泌は止まります。

膵β細胞内でインスリンの前駆物質であるプロインスリンが2か所切断され、A鎖とB鎖をもつインスリンが生成されます。その際に副産物として、アミノ酸31個からなるCペプチドがインスリンと等分子数（1：1）で分離されて血中に放出されます。ただし、インスリンとCペプチドは代謝が異なるため半減期が異なり、空腹時のインスリンとCペプチドの血中モル比はおおよそ0.1〜0.2：1程度です。

インスリン分泌と糖尿病

1. 日本人と白人のインスリン分泌能

2型糖尿病の発症にはインスリン分泌能低下とインスリン抵抗性が関与しており、そこには複数の遺伝因子や環境因子が関係していると考えられています。日本人と欧米人（白人）では遺伝的にインスリン分泌能に違いがみられ、日本人のインスリン分泌能は白人の約半分といわれています。正常耐糖能、耐糖能異常、糖尿病をもつ人のそれぞれに経口ブドウ糖負荷試験（OGTT）を行い、血清インスリン値の変化を解析した研究では、白人に比べて日本人のOGTT後のインスリン分泌量が少ないことが示されています[1]。白人では空腹時血糖値110mg/dL程度までインスリン分泌が亢進しますが、日本人ではインスリン濃度上昇の程度があきらかに少なく、膵予備能に顕著な違いがあることがわかります。このことが、日本人と白人で2型糖尿病の病態に違いがあることの原因となっています。

2. 糖尿病罹病期間と膵臓のはたらき

血糖値が高くなるとインスリンを多く分泌するため、膵β細胞のミトコンドリアの機能が活性化され、酸素をより多く消費するために細胞を障害する活性酸素が多くなったり、細胞が酸素不足になったりします。このことにより、膵β細胞の障害がますます進行します。膵β細胞の機能は糖尿病診断の時点ですでに正常の半分以下になっているといわれており[2]、糖尿病の罹病期間が長くなるにつれてさらに低下していきます。そのため、血糖コントロールがむずかしくなり、通院期間が長くなればなるほど管理不良の人の割合が多くなっていきます[3]。

したがって、膵β細胞に負担をかけないという観点からは、できるだけ早期にインスリ

ンの過剰分泌を是正することが重要です。空腹時血糖値 100mg/dL 未満の段階から、インスリン抵抗性の原因となる肥満や運動不足、高脂肪食、ストレスなどに対処することが重要であり、そうすることで高インスリン血症や膵 β 細胞の過負荷・機能障害を回避できて、将来の糖尿病発症予防や重症化予防につながると考えられます。

引用・参考文献

1) 清野裕. 糖尿病の新しい概念. 最新医学（4月臨時増刊）. 50, 1995, 639-45.
2) Lebovitz, HE. Insulin secretagogues : old and new. Diabetes Rev. 7, 1999, 139-53.
3) 岸本一郎ほか. 大阪府豊能医療圏における糖尿病実態と連携手帳所持率調査. 糖尿病. 56（8）, 2013, 543-50.
4) 坂井建雄. 膵臓の2つの働き. 看護学雑誌. 60（5）, 1996, 386-9.
5) 矢部大介ほか. DPP-4阻害薬から学ぶSU薬の適正使用. medicina. 49（5）, 2012, 797-9.
6) 彦坂麻美. Cペプチド：インスリン分泌能はどうやって評価できるのか？ 薬局. 74（4）, 2023, 624-5.

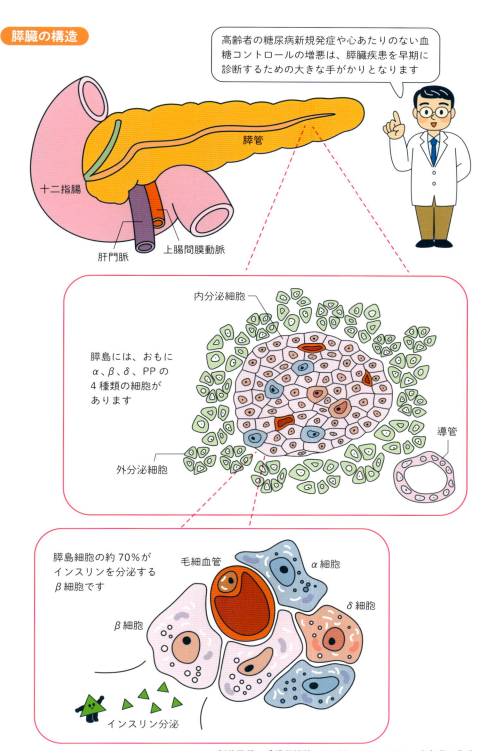

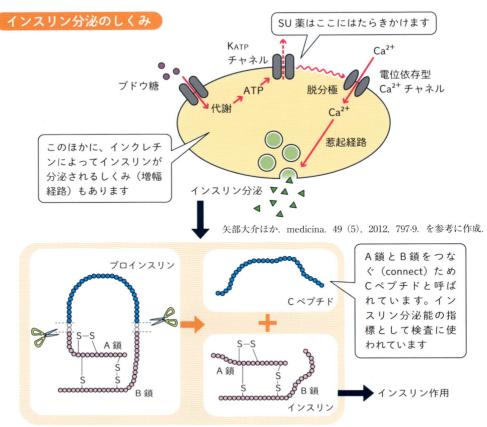

矢部大介ほか. medicina. 49 (5), 2012, 797-9. を参考に作成.

彦坂麻美. 薬局. 74 (4), 2023, 624-5. を参考に作成.

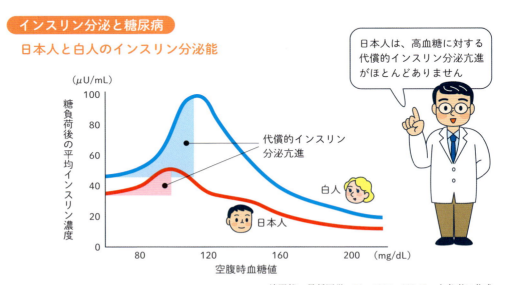

清野裕. 最新医学. 50, 1995, 639-45. を参考に作成.

糖尿病罹病期間と膵臓のはたらき

罹病期間とインスリン分泌能

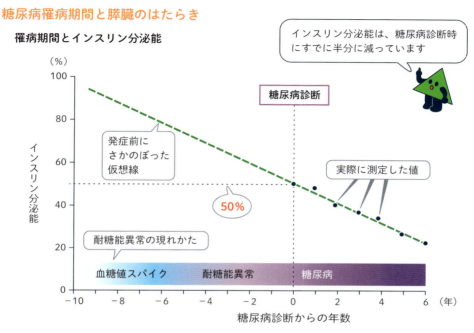

Lebovitz, HE. Diabetes Rev. 7, 1999, 139-53. を参考に作成.

罹病期間と血糖コントロール

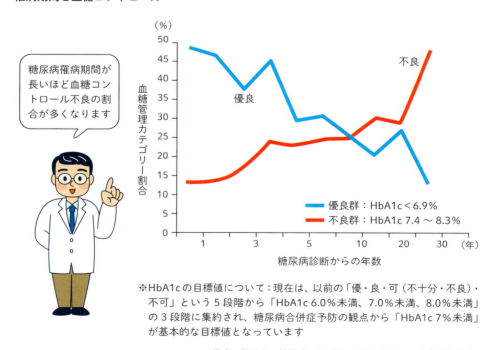

※HbA1cの目標値について：現在は、以前の「優・良・可（不十分・不良）・不可」という5段階から「HbA1c 6.0％未満、7.0％未満、8.0％未満」の3段階に集約され、糖尿病合併症予防の観点から「HbA1c 7％未満」が基本的な目標値となっています

岸本一郎ほか. 糖尿病. 56（8）, 2013, 543-50. を参考に作成.

2 糖尿病の検査・診断

滋賀県立総合病院 糖尿病・内分泌内科 副部長／栄養指導部長　田中大祐（たなか・だいすけ）
滋賀県立総合病院 副院長／糖尿病・内分泌内科 科長／総合内科 科長　山本泰三（やまもと・たいぞう）

糖尿病の検査

1. 血糖値

　血糖値とは血液に含まれるブドウ糖（グルコース）の濃度を指します。糖尿病の診断に使う際の血糖値は、臨床検査室などで静脈血漿を用いて測定します。血糖自己測定（SMBG）などで得られた値を糖尿病の診断に直接用いることはできません[1]。

2. HbA1c

　HbA1cはヘモグロビンにグルコースが結合したもので、HbA1cの血中濃度は過去1～2か月間の平均の血糖値を反映します。HbA1cは糖尿病の血管合併症の発症予測や予防のためのめやすとなります。HbA1cだけで糖尿病を診断することはできませんが、後述のとおり、糖尿病の診断のときに用いることができます[2]。

3. 血糖値の日内変動とHbA1c

　HbA1cは1～2か月間の平均の血糖値を反映するため、1日のうちで血糖値の変動が大きいかどうかについてはHbA1cだけで判断することはむずかしいです。また、劇症1型糖尿病のように突然高血糖状態となる場合はHbA1cに反映されません。薬物療法などによって高血糖状態から急速に血糖値が低下した場合は、HbA1cにそのことが反映されるまでに時間がかかります[2]。HbA1cは赤血球寿命の影響を受けるため、鉄欠乏性貧血の回復期や肝硬変、透析療法、エリスロポエチンで治療中の腎性貧血など、赤血球寿命が短くなる病態では、通常より低い値となることに注意が必要です[1]。

4. Cペプチド値

　膵β細胞のなかでつくられたプロインスリンは切断などの処理を受け、インスリンとCペプチドに分かれて膵β細胞から分泌されます（**14ページ**）。このとき、インスリンとCペプチドは1：1の割合で分泌されるため、インスリン製剤を投与されている場合でも、Cペプチド値を測定すれば膵β細胞からのインスリン分泌能を評価することができます[2]。空腹時の血中Cペプチド値が0.6mg/mL未満であればインスリン依存状態、すなわちインスリン療法が生存に必要な状態である可能性が高いです。しかし、Cペプチド値はあくまでめやすであり、インスリン依存状態であるかどうかは総合的に判断する必要があります[1]。また、腎機能が低下するとCペプチドの排泄が遅れるため、血中Cペプチド値は上昇します。

糖尿病の診断方法

　糖尿病の診断方法は、慢性高血糖の有無を確認することが中心です。糖尿病の診断に至る場合には以下の3つの診断基準があります。

①糖尿病型を2回確認する。うち1回はかならず血糖値で確認する。

②糖尿病型（血糖値に限る）を1回確認し、慢性高血糖症状の存在を確認する。

③過去に糖尿病と診断された証拠がある。

　糖尿病型とは、血糖値の検査において空腹時血糖値126mg/dL以上、75g経口ブドウ糖負荷試験（OGTT）2時間値200mg/dL以上、随時血糖値200mg/dL以上である場合、あるいはHbA1cが6.5%以上の場合をいいます。慢性高血糖症状の存在とは、糖尿病の典型的症状である口渇、多飲、多尿、体重減少の存在、もしくは確実な糖尿病網膜症の存在を指します[1]。すなわち、糖尿病の診断を新たに行う場合、1回の検査で糖尿病の診断に至るのは、血糖値とHbA1cがともに糖尿病型であるとき、血糖値が糖尿病型で慢性高血糖症状が存在するときの2通りです。この2通りにあてはまらず、血糖値またはHbA1cが糖尿病型である場合は「糖尿病疑い」とされ、『糖尿病の分類と診断基準に関する委員会報告（国際標準化対応版）』[3]に記載されているフローチャートに従って再検査を行う必要があります[1]。

引用・参考文献

1) 日本糖尿病学会編・著. 糖尿病診療ガイドライン2024. 東京, 南江堂, 2024, 580p.
2) 日本糖尿病学会編・著. 糖尿病専門医研修ガイドブック：日本糖尿病学会専門医取得のための研修必携ガイド. 改訂第9版. 東京, 診断と治療社, 2023, 616p.
3) 糖尿病診断基準に関する調査検討委員会. 糖尿病の分類と診断基準に関する委員会報告（国際標準化対応版）. 糖尿病. 55 (7), 2012, 485-504.

糖尿病の検査

血糖値の日内変動とHbA1c

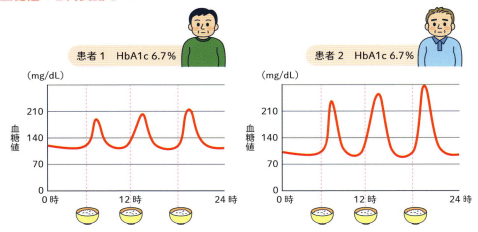

HbA1cが同じ値でも、1日の血糖変動の様子はまったく違う場合があります

糖尿病の診断方法

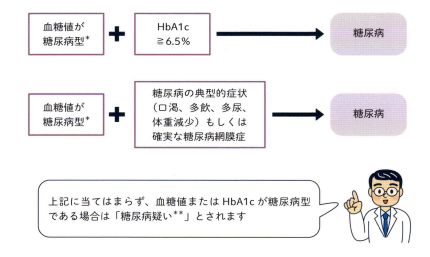

上記に当てはまらず、血糖値またはHbA1cが糖尿病型である場合は「糖尿病疑い**」とされます

* 空腹時血糖値≧126mg/dL、75g経口ブドウ糖負荷試験（OGTT）2時間値≧200mg/dL、随時血糖値≧200mg/dLのいずれかを満たす

**『糖尿病の分類と診断基準に関する委員会報告（国際標準化対応版）』に従って再検査を行う

糖尿病診断基準に関する調査検討委員会. 糖尿病. 55（7）, 2012, 494. を参考に作成.

③ 糖尿病の分類

日本赤十字社和歌山医療センター 糖尿病内分泌内科 副部長 **廣畠知直**（ひろばた・ともなお）
日本赤十字社和歌山医療センター 糖尿病内分泌内科 部長 **金子至寿佳**（かねこ・しずか）

糖尿病の病期

　糖尿病とは、インスリン分泌能を上回るインスリン抵抗性や、インスリン分泌の低下そのものによるインスリンの作用不足によって、慢性的な高血糖がみられる状態です。糖尿病の成因と分類を考えることは糖尿病の病態を分析することであり、病期を検討することは、インスリン分泌能（残存膵β細胞機能）と合併症の進行の程度を推測することにつながるため、治療方針をたてるうえで重要です。糖尿病のうち大半を占めるとされる2型糖尿病には明確な診断基準がなく、ほかの成因による糖尿病の可能性を除外することにより診断されます。また、いくつかの成因が複数合併していることもあるため、診断には病歴や理学所見、各種の検査結果を含めた総合的な判断が求められます。

病歴聴取のポイント

　いかなる疾患においても、病歴聴取は適切な診断のために重要です。患者に受診歴や検査歴がない場合でも、口渇・多飲や夜間頻尿などの症状の発現時期を十分に聴取することで、発症時期を推定できます。また、出生時体重や20歳のときの体重を含めた体重の変化や、出産歴がある場合には、子どもの出生時体重も発症時期の推定において大きな手がかりとなります。1型糖尿病を分類するうえでは、高血糖の出現時期についての病歴は必須です。「そのほか」に含まれる、疾患に伴う糖尿病が疑われる場合も、背景となる耐糖能異常の有無を確認しておきましょう。さらに、既往歴や併存疾患、家族歴はいうまでもなく、生活歴の聴取も重要です。とくに飲酒歴は過去の状況も含めて確認する必要があります。

おもな病型の特徴[1]

1. 1型糖尿病（膵β細胞の破壊、通常は絶対的インスリン欠乏に至る）

　自己免疫的機序により膵β細胞が破壊され、インスリン分泌能が不可逆的に低下して絶対的欠乏に至る場合が多いです。膵β細胞の破壊は、遺伝子因子やウイルス感染などの誘因、環境因子が関与すると考えられています。発症・進行の様式により、劇症、急性発症、緩徐進行に分類されます。自己免疫性の1型糖尿病では、膵島関連自己抗体が証明でき、自己免疫的機序によって膵β細胞が破壊されます。緩徐進行1型糖尿病は膵島関連自己抗体が陽性であっても、インスリン依存状態に至るまでの期間が緩徐なものをいいます。病初期には2型糖尿病と同じ経過をたどるため、2型糖尿病として治療されている場合も少

なくありませんが、経過中に急激に血糖値が上がることがきっかけで診断されます。そのため、糖尿病と診断されたら一度は膵島関連自己抗体の検査を行い、病型を鑑別する必要があります。インスリン非依存状態でもスルホニル尿素（SU）薬の投与は行わないことが推奨されており、長期的にはインスリン治療が必要となる可能性が高いです。また、特発性とは、自己抗体が証明できないままインスリン依存状態に至るものをいいます。

2. 2型糖尿病

2型糖尿病は単一の病態ではなく、遺伝的素因や生活習慣がさまざまな程度に影響しています。インスリン分泌能低下やインスリン抵抗性の程度もさまざまであり、いわば症候群であるといえます。典型例では、骨格筋のインスリン抵抗性の亢進に始まり、高インスリン血症を経て相対的インスリン分泌能低下による耐糖能異常を呈するようになります。

3. そのほかの特定の機序、疾患によるもの

「遺伝因子として遺伝子異常が同定されたもの」「ほかの疾患、病態に伴うもの」の2つの群に分かれますが、臨床上検討する機会が比較的多いものを抜粋して解説します。

➡ 遺伝子異常による糖尿病

若年発症例や濃厚な家族歴を有する症例では、膵β細胞機能に関する遺伝子異常が原因の糖尿病を考慮する必要があります。たとえば、難聴を有するミトコンドリア糖尿病や家族性若年糖尿病（MODY）などがそれにあたります。

➡ 膵外分泌疾患による糖尿病（膵性糖尿病）

急性・慢性膵炎、膵臓がん、自己免疫性膵炎などの膵組織内の炎症により、膵臓のランゲルハンス島（膵島）が破壊されてインスリン分泌能の低下をきたすことによって起こります。膵β細胞のみが破壊される1型糖尿病とは異なり、膵α細胞の破壊も伴ってグルカゴン分泌能も低下することから、低血糖のリスクが高いとされています。飲酒歴の聴取に加え、腹部超音波検査などの画像検査が有用です。原因不明の急激な耐糖能悪化や体重減少がみられる場合には、1型糖尿病に加えて膵性糖尿病を鑑別する必要があります。

➡ 内分泌疾患による糖尿病

多くの場合、インスリンに拮抗するホルモン（グルココルチコイドやアドレナリン）の過剰分泌によるインスリン抵抗性の増大が原因となります。甲状腺ホルモンの過剰分泌では、胃腸運動の亢進によって糖の吸収が進み、耐糖能異常の原因となります。成長ホルモンは骨格筋や肝臓での糖の利用を低下させ脂肪分解を行う作用を有するため、遊離脂肪酸の血中濃度を高めて糖代謝を抑制することで血糖値を高めます。糖尿病をきっかけに、背景となる内分泌疾患が診断されることがあるため、特徴的な症候を見逃さないことが大切です。理学所見において症候がみられないサブクリニカルクッシング症候群は発見しにくいため、画像検査で副腎の形態を確認する習慣をつけることが望ましいです。

➡ 肝疾患による糖尿病

　もっとも多く糖を取り込む臓器は肝臓です。肝炎や肝硬変があると肝細胞内への糖の取り込みができなくなります。そのため食後高血糖をきたす一方で、糖新生基質であるグリコーゲンの蓄えがないことから空腹時には血糖値が低めとなります。脂肪肝によるインスリン抵抗性が原因となる糖尿病は、通常は2型糖尿病に分類されます。脂肪肝の一部は肝硬変（非アルコール性脂肪性肝疾患［NAFLD］／非アルコール性脂肪肝炎［NASH］）に進展し、さらには肝臓がんの発生母地となる場合もあるため、腹部超音波検査などの画像所見を活用します。

➡ 薬物による糖尿病

　大半は副腎皮質ステロイドの投与によるもので、クッシング症候群と同様の病態です。投与によって新規に発症した場合をステロイド糖尿病とよび、すでに糖尿病が存在する場合には増悪となります。いずれの場合でも、副腎皮質ステロイドの投与終了後も耐糖能異常が残存することがあります。また、副腎皮質ステロイドは食欲を亢進させることがあるため、血糖値が上昇する原因となる場合があります。

病型の診断の流れ

　インスリン非依存状態の場合、かならず一度は膵島関連自己抗体を測定し、緩徐進行1型糖尿病かどうかを鑑別します。また、血液検査に加えて腹部超音波検査などの画像検査も利用して、肝疾患や膵疾患などを含む「そのほかの特定の機序、疾患によるもの」かどうかを検討します。これらが除外されたうえで、食事内容や運動不足などの生活習慣上の問題について、血糖上昇の説明として見合うものがあれば2型糖尿病と診断されます。

糖尿病性ケトアシドーシスによる発症の場合

　かつては1型糖尿病の特徴的な発症様式でしたが、近年は2型糖尿病を背景とした清涼飲料水ケトーシスも増加しています。1型糖尿病では、インスリン依存状態を背景とするグルカゴン作用の亢進により発症します。2型糖尿病では、インスリン分泌の枯渇による依存状態だけでなく、慢性的な高血糖による糖毒性がインスリン分泌不全につながり、グルカゴン作用が亢進することで発症します。詳細な生活歴聴取と膵島関連自己抗体の測定、さらに長期的なインスリン治療の要否などを含めた総合的な診断が求められます。

引用・参考文献

1）日本糖尿病学会：糖尿病の分類と診断基準に関する委員会報告（国際標準化対応版）．糖尿病，55（7），2012，485-504.

2）Kendall, DM. et al. Clinical application of incretin-based therapy : therapeutic potential, patient selection and clinical use. Am. J. Med. 122（6 Suppl），2009, S37-50.

糖尿病の病期

糖尿病における成因（発症機序）と病態（病期）の概念

病態（病期）＼成因（機序）	正常血糖 正常領域	正常血糖 境界領域	高血糖 糖尿病領域 インスリン非依存状態 インスリン不要	高血糖 糖尿病領域 インスリン非依存状態 高血糖是正に必要	高血糖 糖尿病領域 インスリン依存状態 生存に必要
1型					
2型					
そのほか特定の型					

図右への移動 → は糖代謝異常の悪化（糖尿病の発症を含む）、図左への移動 ← は糖代謝異常の改善を示す
―、― の部分は「糖尿病」と呼ぶ状態を示し、頻度が少ない病態（病期）は破線 ……、…… で示している

文献1 p.489 Fig1 より改変.

2型糖尿病の膵β細胞機能と血糖値の経年変化

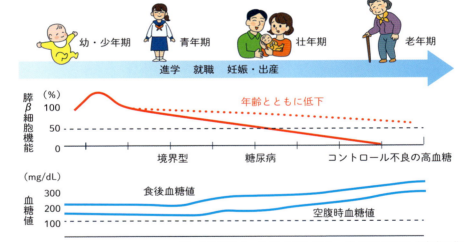

Kendall, DM. Am. J. Med. 122（6 Suppl), 2009. S37-50. を参考に作成.

病歴聴取のポイント

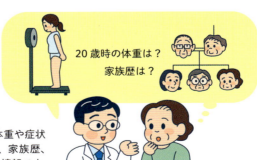

20歳時の体重は？
家族歴は？

受診・検査歴をはじめ、過去の体重や症状の発現時期、既往歴、併存疾患、家族歴、生活歴などが診断のために重要な情報です

おもな病型の特徴

1型糖尿病

A. 自己免疫性
B. 特発性

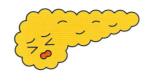

膵β細胞が破壊されて発症します
通常は絶対的インスリン欠乏に至ります

2型糖尿病

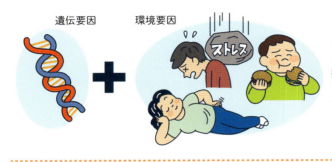

インスリン分泌低下を主体とするものと、インスリン抵抗性が主体で、それにインスリンの相対的不足を伴うものなどがあります

そのほかの特定の機序、疾患によるもの

A. 遺伝因子として遺伝子異常が同定されたもの
　(1) 膵β細胞機能にかかわる遺伝子異常
　(2) インスリン作用の伝達機構にかかわる遺伝子異常

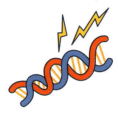

B. ほかの疾患、条件に伴うもの
　(1) 膵外分泌疾患
　(2) 内分泌疾患
　(3) 肝疾患
　(4) 薬剤や化学物質によるもの
　(5) 感染症
　(6) 免疫機序によるまれな病態
　(7) そのほかの遺伝的症候群で糖尿病を伴うことの多いもの

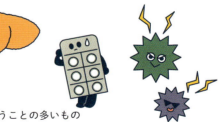

妊娠糖尿病

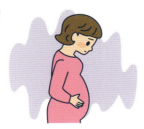

妊娠中の明らかな糖尿病および
糖尿病合併妊娠は含めません

糖尿病診断基準に関する調査検討委員会．糖尿病，55（7），2012，485-504．を参考に作成．

妊娠と糖尿病について

兵庫県立はりま姫路総合医療センター 糖尿病・内分泌内科 診療科長／臨床研修センター 副センター長
橋本尚子（はしもと・なおこ）

妊娠中の糖代謝異常と診断基準[1]

妊娠糖尿病は「妊娠中にはじめて発見または発症した糖尿病に至っていない糖代謝異常である」と定義されています。妊娠前に見逃されていた糖尿病や、妊娠中の糖代謝変化の影響を受けた糖代謝異常、妊娠中に発症した1型糖尿病などが含まれる「妊娠中の明らかな糖尿病」や、糖尿病をもともと罹患している人が妊娠する「糖尿病合併妊娠」は含みません。いずれにおいても、分娩後は診断の再確認が必要です。妊娠糖尿病の女性は出産後にいったん耐糖能が正常化しても、将来的に糖尿病に進展するリスクが高いため、妊娠中・産後も継続的な管理が必要です。

妊娠に適した状態[2]

糖尿病があっても条件を満たせば妊娠は可能です。妊娠を許容できる状態にもっていくことを「計画妊娠（preconception care）」といいます。血糖管理が良好であり糖尿病合併症がないか、あっても安定していれば妊娠許容となります。先天性奇形・流産を予防し、母児ともに健全な状態での出産とするために、挙児希望の人や妊娠の可能性がある人には、あらかじめ計画妊娠の重要性と避妊の必要性を伝えておくことが大切です。妊娠に適した状態の要件には入っていませんが、やせや肥満の是正も重要な要件です。やせは早産や低出生体重児のリスク、肥満は周産期合併症のリスクになります。

妊娠前に変更・中止が必要な薬剤

経口血糖降下薬やGLP-1受容体作動薬で血糖管理がうまくいっていても、これらは安全性が確立されていないため、インスリン療法に切り替えを行います。降圧薬としてアンジオテンシン変換酵素（ACE）阻害薬やアンジオテンシンⅡ受容体拮抗薬（ARB）を使用している糖尿病患者が多いですが、これらは胎児の催奇形性や胎児毒性のリスクがあるため禁忌となり、メチルドパ水和物などへの変更が必要です。脂質異常症の薬であるスタチン系薬、フィブラート系薬も禁忌です。

糖代謝異常妊婦における母児合併症[3]

母体の高血糖は胎盤を通じて胎児に輸送されるため、胎児は高血糖や高インスリン血症のリスクが高くなります。そのほかの胎児への影響としては、先天性異常や新生児仮死、

巨大児、低血糖、黄疸、呼吸障害、心筋肥大などがあります。また、将来の肥満や糖尿病へのなりやすさもプログラムされるといわれています。母体も糖尿病網膜症や糖尿病性腎症などの悪化や流産・早産、妊娠高血圧症候群などが起こりやすくなるとされています。

妊娠中の血糖管理目標

　母児の周産期合併症予防のために、妊娠中も厳格な血糖管理が必要です。健常妊婦の血糖プロファイルをもとに、空腹時血糖値95mg/dL未満および食後2時間値120mg/dL未満という管理指針が普及しました。HbA1cは、妊娠期の鉄需要の増大で影響が出る可能性があるため、より短期（2週間程度）の血糖変動を表すグリコアルブミン（GA）を用いるほうが適しているかもしれません。

妊娠中の管理

　まずは適切な摂取エネルギー量を伝え、血糖変動を小さくするための分割食の提案をしましょう。血糖自己測定（SMBG）は、妊娠中の明らかな糖尿病のほか、①非妊娠時BMI≧25kg/m^{2}かつ75g経ロブドウ糖負荷試験（OGTT）で1点以上陽性、②75gOGTTで2点以上陽性のいずれかを満たす妊娠糖尿病の妊婦にも適応が拡大されています。分割食を実施しても血糖目標が達成されなければ、インスリン療法を導入して厳格な血糖管理を行うことが大切です。

　分娩時の母体の高血糖は新生児合併症と関連することが報告されており、合併症予防のために分娩時にも厳格な血糖管理が必要です[4]。

産後のフォローアップ

　産後はインスリン抵抗性が改善し、インスリン必要量が激減します。妊娠糖尿病の人は、一度血糖値が正常化しても将来の2型糖尿病発症リスクが高いため、分娩後6〜12週に75gOGTTを行い、生涯を通じてフォローアップが必要です[5]。

引用・参考文献

1) 日本糖尿病・妊娠学会と日本糖尿病学会との合同委員会. 妊娠中の糖代謝異常と診断基準の統一化について. 糖尿病. 58（10），2015，801-3.
2) 日本糖尿病学会編・著. "糖尿病と妊娠". 糖尿病専門医研修ガイドブック：日本糖尿病学会専門医取得のための研修必携ガイド. 改訂第9版. 東京，診断と治療社，2023，402-7.
3) 日本糖尿病・妊娠学会編. "妊娠中の管理". 妊婦の糖代謝異常診療・管理マニュアル. 第3版. 東京，メジカルビュー社，2021，72.
4) 日本産科婦人科学会ほか. 産婦人科診療ガイドライン：産科編2020. （https://www.jsog.or.jp/activity/pdf/gl_sanka_2020.pdf，2024年6月閲覧）.
5) 日本糖尿病・妊娠学会ほか編. "エビデンスの強さと推奨度を考慮した，診療アルゴリズム案の提示". 妊娠糖尿病既往女性のフォローアップに関する診療ガイドライン. 東京，日本糖尿病・妊娠学会，2023，42-4.

妊娠中の糖代謝異常と診断基準

妊娠中の糖代謝異常には、以下の3つのパターンがあります

1）妊娠糖尿病 gestational diabetes mellitus（GDM）
75gOGTTにおいて次の基準の1点以上を満たした場合に診断する。
- ①空腹時血糖値　≧ 92mg/dL（5.1mmol/l）
- ②1時間値　　　≧ 180mg/dL（10.0mmol/l）
- ③2時間値　　　≧ 153mg/dL（8.5mmol/l）

2）妊娠中の明らかな糖尿病 overt diabetes in pregnancy（註1）
以下のいずれかを満たした場合に診断する。
- ①空腹時血糖値　≧ 126mg/dL
- ②HbA1c値　　　≧ 6.5%
- ＊随時血糖値≧ 200mg/dL あるいは75gOGTTで2時間値≧ 200mg/dL 以上の場合は、妊娠中の明らかな糖尿病の存在を念頭に置き、①または②の基準を満たすかどうか確認する。（註2）

3）糖尿病合併妊娠 pregestational diabetes mellitus
- ①妊娠前にすでに診断されている糖尿病
- ②確実な糖尿病網膜症があるもの

註1．妊娠中の明らかな糖尿病には、妊娠前に見逃されていた糖尿病と、妊娠中の糖代謝の変化の影響を受けた糖代謝異常、および妊娠中に発症した1型糖尿病が含まれる。いずれも分娩後は診断の再確認が必要である。

註2．妊娠中、特に妊娠後期は妊娠による生理的なインスリン抵抗性の増大を反映して糖負荷後血糖値は非妊時よりも高値を示す。そのため、随時血糖値や75gOGTT負荷後血糖値は非妊時の糖尿病診断基準をそのまま当てはめることはできない。

これらは妊娠中の基準であり、出産後は改めて非妊娠時の「糖尿病の診断基準」に基づき再評価することが必要である。

文献1 p.802 より.

妊娠に適した状態

血糖コントロール	HbA1c 6.5%未満
網膜症	合併なし　良性網膜症（福田分類）に安定
腎症	腎症2期（微量アルブミン尿）までかつ eGFR 60mL/分/1.73m^2 以上

日本糖尿病学会編・著. 糖尿病専門医研修ガイドブック. 改訂第9版. 2023, 402-7. より.

母児ともに健全な状態で出産するために、
「計画妊娠」によってこれらの条件を満たすことが重要です

妊娠前に変更・中止が必要な薬剤

	中止すべき薬剤	対策
糖尿病関連薬	経口血糖降下薬やGLP-1受容体作動薬	インスリン療法へ変更
血圧関連薬	ACE阻害薬、ARB、β遮断薬	メチルドパ水和物が第一選択薬
脂質関連薬	スタチン系薬、フィブラート系薬	
抗甲状腺薬	チアマゾール（妊娠7週まで）	プロピルチオウラシル

母体、胎児の安全のため、薬剤の中止、切り替えを行います

糖代謝異常妊婦における母児合併症

母体の高血糖は、母体だけでなく胎児にも影響します

母体合併症	児合併症
1）糖尿病合併症 合併症の悪化や、高血糖・低血糖を呈しやすくなります ・糖尿病網膜症の悪化 ・糖尿病性腎症の悪化 ・糖尿病性ケトアシドーシス ・低血糖 2）産科合併症 糖尿病に関連した症状以外にも、以下のようなことが起こりやすくなります ・流産・早産 ・妊娠高血圧症候群 ・羊水過多症 ・巨大児に基づく難産	胎児にも以下のようなさまざまな影響が起こりやすくなります 1）胎児・新生児合併症 ・胎児死亡 ・先天異常 ・形成異常 ・巨大児 ・肩甲難産に伴う分娩時外傷 ・新生児低血糖、高ビリルビン血症 ・呼吸窮迫症候群、低カルシウム血症 ・新生児心筋症、多血症、発育不全 2）将来の合併症 ・肥満・メタボリックシンドローム ・糖尿病

日本糖尿病・妊娠学会編．妊婦の糖代謝異常診療・管理マニュアル．第3版．2021, 72. を参考に作成．

妊娠中の血糖管理目標

空腹時血糖値	95mg/dL 未満
食後2時間血糖値 （または食後1時間血糖値）	120mg/dL 未満 （140mg/dL 未満）
HbA1c	6.0～6.5%未満
グリコアルブミン（GA）	15.8%未満

妊娠前のみでなく、妊娠中も厳格な管理を行います

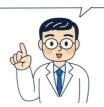

妊娠中の管理

妊娠中の食事療法

		妊娠初期	妊娠中期	妊娠後期
非妊娠時 BMI < 25	日本糖尿病学会	標準体重 ×30 + 50kcal	標準体重 ×30 + 250kcal	標準体重 ×30 + 450kcal
	日本産婦人科学会	←	標準体重 ×30 + 200kcal	→
非妊娠時 BMI > 25		←	標準体重 ×30	→

分割食では、血糖値への影響の強い炭水化物を分けると導入しやすくなります
6分割食が基本です

朝　補食　昼　補食　夜　補食

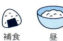

分娩中の血糖管理

分娩中の目標値：70～120mg/dL
絶食、ブドウ糖入り輸液、経静脈的インスリン投与
速効型インスリン 50 単位 / 生理食塩水 49.5mL（1単位/mL）をシリンジポンプで1.0mL/時から開始
1～2時間ごとに血糖測定

血糖値（mg/dL）	流量（mL/時）
< 80	− 0.5
81～110	そのまま
111～150	+ 0.5
151～200	+ 1.0
201～250	+ 1.5
251～	+ 2.0

（これらはあくまでも一例です）
産婦人科診療ガイドライン：産科編 2020. を参考に作成.

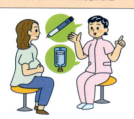

産後のフォローアップ

妊娠糖尿病
妊娠中から将来の糖尿病発症リスクについて説明
分娩後 6～12 週に 75gOGTT

糖尿病型
糖尿病として管理
1～2か月ごとに通院
食事・運動・薬物療法を行う

境界型
6か月から1年ごとに通院
血糖値・HbA1c など生活習慣情報を提供
食事・運動療法推奨
（肥満あれば減量指導）

正常型
1年ごとに通院
血糖値・HbA1c など生活習慣情報を提供
（肥満あれば減量指導）

日本糖尿病・妊娠学会ほか編. 妊娠糖尿病既往女性のフォローアップに関する診療ガイドライン. を参考に作成.

5 小児1型糖尿病について

大阪公立大学大学院 医学研究科 発達小児医学　**大梅成崇**（おおうめ・まさたか）
大阪公立大学大学院 医学研究科 発達小児医学 病院講師　**柚山賀彦**（ゆやま・よしひこ）
あべのメディカルクリニック 院長　**川村智行**（かわむら・ともゆき）

小児1型糖尿病の概要

　小児1型糖尿病の治療は、根本的には成人の治療と変わりません。1型糖尿病の本態は、自己免疫性に膵β細胞が破壊されることによって生じるインスリンの絶対的な不足です。そのため、ブドウ糖が細胞に供給されないことにより体重が減少し、慢性的に高血糖が持続することで口渇、多飲、多尿を認めます。糖尿病性ケトアシドーシスにまで発展し、意識障害などが生じて救急搬送される例もあります。学校の健康診断などの尿検査で尿糖陽性を指摘されて診断されることもあります。

　1型糖尿病の治療は不足したインスリンを皮下注射で補うシンプルなものです。投与するインスリン量は、食前の血糖値とカーボカウントなどによる食事量の見積もりで調整できます。インスリン製剤はペン型注射器やインスリンポンプとよばれる持続皮下インスリン注入療法（CSII）で投与を行い、血糖測定は血糖自己測定器（SMBG）や持続グルコースモニター（CGM）で行います。

小児特有のむずかしさ

1. 医学的要因

　治療における小児特有のむずかしさについて、医学的要因と心理的要因に分類して考えてみます。まず、医学的要因の例として、不規則な食事量やタイミング、食事量の見積もりを食前に行うことのむずかしさなどがあります。乳幼児においてしばしば直面するこの問題は、年齢的に避けがたいものです。

　そこで当院では、インスリン注射を食後に行うことにより対応しています。血糖値を適正範囲内に合わせることよりも、インスリン注射の必要性を理解してインスリン療法のある生活に親しんでもらうことを重視しているためです。食事量が定まり、食事の見積もりを行うことに慣れてから、食前投与への切り替えを検討すればよいと考えています。また、第二次性徴などの身体的発育や食事摂取量の増大に伴い、必要なインスリン量が徐々に増えるという特徴もあります。インスリン固定打ちでの対応は困難なため、インスリン量の適切な評価・調整のための方法を学び、自己調整する習慣をつけることが大切です。その習慣が、将来的に治療の主体が当事者へ移行したあとも安定した管理を続けられる秘訣ではないかと考えます。

2. 心理的要因

　医学的要因をクリアしたからといって、かならず良好に血糖管理ができるわけではありません。インスリン治療の重要性を理解していても、心理的要因によって治療がうまくいかないことがあります。たとえば、SMBGやインスリン注射のような痛みを伴う処置への抵抗感があるという場合があります。また、周りの目が気になり、必要な処置ができないこともあるでしょう。そうしたときには、CSIIやCGMを用いるなど、デバイスを工夫することで負担が減るかもしれません。後述の学校説明会などで疾患の特徴を理解してもらうことも大切でしょう。あるいは、サマーキャンプや患者会などで同じ1型糖尿病をもつ仲間と出会うことが、心理的な成長を促す助けになることもあります。

　いずれにしても、年齢やライフスタイル、患者の気持ちなどに目を向け、本人と家族、医療者の共同作業として適切な治療法を決めることが重要です。

学校連携

　一般に、学校などの集団生活は小児期の重要な要素なので、ストレスなく生活を送るために連携が不可欠です。1型糖尿病を発症した当初は、本人がまだ日常生活に慣れておらず、学校関係者もどのように見守ればよいのかと不安に感じるかもしれません。

　当院では、本人と家族、学校関係者、医療者が連携し、病態や治療法、集団生活における注意点などを事前に話し合います。学校生活を安全に送ることがもっとも大切だと考えているため、低血糖時の対応が話し合う内容の中心となります。具体的には、補食をすればかならず低血糖から離脱できることを説明し、躊躇せずに補食を行うための環境づくりの重要性を共有します。ほかには、周囲の人にどのように1型糖尿病のことを伝えるかについても話し合います。当院では、かならず1型糖尿病のことを公表するべきであるとは考えていません。公表すること・しないことのメリット・デメリットを十分説明したうえで、本人の気持ちを尊重しつつ公表のしかたを慎重に決定します。状況に応じて連携や環境調整をくり返すことで、本人があたり前のこととして日常生活を送ることにつながると考えます。

小児1型糖尿病の概要

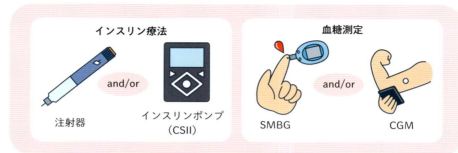

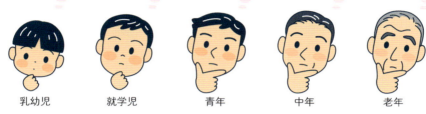

1型糖尿病の治療方法の基本はどの年代でも変わらないため、一人ひとりに合ったよりよい方法を選びましょう

小児特有のむずかしさ

医学的要因

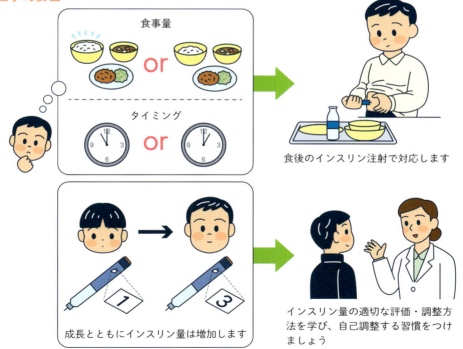

心理的要因

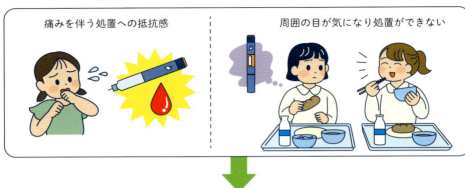

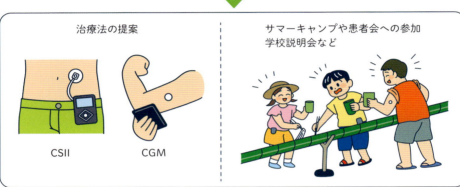

学校連携

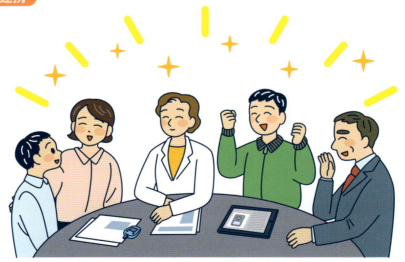

本人と家族、医療者、学校関係者が連携し、環境調整を行うことが大切です

6 高齢者糖尿病について

独立行政法人国立病院機構京都医療センター 糖尿病内科 診療科長／糖尿病センター長
小倉雅仁（おぐら・まさひと）

高齢者糖尿病の定義、特徴

65歳以上の糖尿病が高齢者糖尿病と定義されています。なかでも75歳以上の糖尿病と、認知機能や日常生活動作（ADL）の低下がある65～74歳の糖尿病が、治療や介護上とくに注意すべき高齢者糖尿病とされています[1]。

高齢者糖尿病には食後の高血糖を起こしやすい、低血糖に対して脆弱である、薬物の有害作用が顕在化しやすいなどの特徴があります。また、認知機能障害、うつ状態、ADL低下などのさまざまな老化に関連する疾患をきたしやすいです[2]。

高齢者糖尿病の治療目標

糖尿病における合併症予防の目標はHbA1c 7％未満と定められていますが[3]、高齢者では低血糖を起こしやすく、低血糖症状に乏しいことから、重症低血糖をきたさないための配慮が必要です。また、高齢者は同じ年齢であっても認知機能やADLがさまざまで多様性があるため「高齢者糖尿病の血糖コントロール目標（HbA1c値）」[1]が定められています。認知機能とADLでまずカテゴリー分類し、さらに重症低血糖が危惧される薬剤の使用の有無で分類して、それぞれに血糖管理の目標を定めています。重症低血糖が危惧される薬剤を使用している場合には、下限値を定めていることも特徴です[1]。

高齢者糖尿病の評価

高齢者糖尿病のカテゴリー分類には、認知機能や基本的・手段的ADLを評価する必要があります。認知機能検査には改訂長谷川式簡易知能スケール（HDS-R）やミニメンタルステート検査（MMSE）、軽度認知障害（MCI）のスクリーニングにはMoCA-J、基本的・手段的ADLの指標にはBarthel IndexやKatz Index、Lawtonの尺度、老研式活動能力指標などがあります。

認知機能やADLの検査を日常診療のなかで行うには時間的な制約もあることから、簡便かつ短時間に認知機能とADLを同時に評価できるツールとして、認知・生活機能質問票（DASC-8）が開発されました。ただし、DASC-8は原則的に患者をよく知る介護者などに日常の様子を聞きながら評価し、本人のみの場合は追加の質問や様子観察を行って判断する必要があるため注意しましょう。同時に、高齢者糖尿病においては、居住環境や家族構成、要介護認定の状況や現在受けているサービスの内容の聴取も大切です。

高齢者糖尿病の食事・運動療法

1. 適切なエネルギー摂取量

　以前は、標準体重として BMI $22kg/m^2$ をすべての年齢層で用いていました。しかし、高齢者糖尿病では現体重や現在の栄養状態など個々の患者の状態を評価しながら、目標体重やエネルギー量の設定を行うことが必要です。食事療法に前向きに取り組むことはすばらしいことですが、ときに「とにかく食べてはならない」と考えて過度なエネルギー制限を行っている人がいるため、気をつける必要があります。

2. 高齢者糖尿病の運動療法

　サルコペニア予防のためにも、高齢者糖尿病において運動療法は非常に大切です。歩行やジョギングなどの有酸素運動、腹筋やスクワットなどのレジスタンス運動、片足立位保持などのバランス運動、大腿四頭筋伸ばし・アキレス腱伸ばしなどのストレッチングを組み合わせて行うとよいとされています。

3. サルコペニア予防とスクリーニング

　サルコペニア予防のためにはたんぱく質の摂取が大切です。3食きちんとたんぱく質をとっているか（「おかず」を食べているか）を確認することが必要です。適切な食事の量や内容には個人差があり、嗜好や社会的背景などのさまざまな事情もあります。どのような食事が望ましくかつ現実的なのか、医療者と患者とでよく相談しましょう。

　サルコペニアを簡便にスクリーニングするには、下腿周囲長測定（指輪っかテスト[4]でもよい）、握力測定、5回いす立ち上がりテストなどが有用です。

　認知機能の維持向上に運動療法が有効であるという報告もあります。血糖値を下げることだけを目的とするのではなく、じっとしている時間を減らして、無理のない範囲で体を動かすように伝えるとよいかもしれません。

高齢者糖尿病の薬物療法

　近年、糖尿病治療薬については心血管イベントや複合腎イベントに対する多くの研究結果が集まってきています。これらは、高齢者糖尿病にも適応できることが期待されていますが、今後さらなるエビデンスの蓄積が必要と考えられます[1]。高齢者は臓器の機能が低下している場合が多く、薬物による有害事象が生じやすいため、腎機能や肝機能を適切に評価することが重要です。

　ポリファーマシーになっていないか、食前や食後の薬剤が混在するなど用法が複雑になっていないかなどの観点から、使用している薬剤を確認することも大切です。「薬はきちんと飲めていますか？」と尋ねると、患者はなかなか「いいえ」とは答えづらいため、「薬はどれくらい残っていますか？」などと尋ねることで実情がよくわかるかもしれません。

　医療者が薬剤を処方しすぎていることもありますが、逆に患者本人が多くの薬剤を希望

しているためにポリファーマシーになっているときもあります。本当に必要な薬はどれなのか、服用方法を単純にできないか、飲み忘れを防ぐための工夫はないか、訪問看護や家族などで協力をお願いできる人はいないかなど、よく相談することも必要でしょう。

引用・参考文献

1）日本老年医学会・日本糖尿病学会編. 高齢者糖尿病診療ガイドライン2023. 東京, 南江堂, 2023, 264p.
2）日本糖尿病学会・日本老年医学会編. "高齢者糖尿病の特徴". 高齢者糖尿病治療ガイド2021. 東京, 文光堂, 2021, 14-7.
3）日本糖尿病学会編・著. 糖尿病治療ガイド2022-2023. 東京, 文光堂, 2022, 156p.
4）Tanaka, T. et al. "Yubi-wakka"（finger-ring）test : A practical self-screening method for sarcopenia, and a predictor of disability and mortality among Japanese community-dwelling older adults. Geriatr. Gerontol. Int. 18（2）, 2018, 224-32.
5）日本糖尿病学会編・著. 糖尿病診療ガイドライン2024. 東京, 南江堂, 2024, 580p.

高齢者糖尿病の定義、特徴

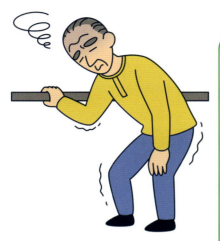

高齢者は低血糖になりやすいので、注意が必要です

老化に関連する疾患

認知機能障害
うつ状態
ADL 低下
サルコペニア
フレイル
転倒・骨折
低栄養
排尿障害

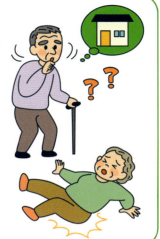

高齢者糖尿病の治療目標

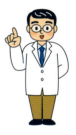

高齢者糖尿病の血糖管理の目標は年齢、認知機能や ADL、使用している薬剤などによって異なるため、個別に考えるようにしましょう

高齢者糖尿病の評価

認知機能検査		改訂長谷川式簡易知能評価スケール（HDS-R） ミニメンタルステート検査（MMSE）
軽度認知障害（MCI）		MoCA-J
ADL 測定	基本的 ADL	Barthel Index Katz Index
	手段的 ADL	Lawton の尺度 老研式活動能力指標

- より簡便なツールとして DASC-8 があります
- DASC-8 を用いるときは、居住環境や家族構成、要介護認定の状況や現在受けているサービスの内容も含めて評価します

高齢者糖尿病の食事・運動療法

適正なエネルギー摂取量

エネルギー摂取量＝目標体重 × エネルギー係数

目標体重

65歳未満	身長（m）× 身長（m）× 22
65～74歳	身長（m）× 身長（m）× 22～25
75歳以上	身長（m）× 身長（m）× 22～25*

＊75歳以上の後期高齢者では現体重に基づき、フレイル、（基本的）ADL低下、合併症、体組成、身長の短縮、摂食状況や代謝状態の評価を踏まえ、適宜判断します

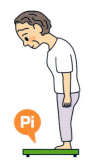

エネルギー係数

身体活動レベル	エネルギー係数（kcal/kg 目標体重）
軽い労作（ほとんどが座位）	25～30
普通の労作（座位中心で日常の生活活動や軽い運動）	30～35
重い労作（力仕事や活発な運動習慣）	35～

日本糖尿病学会編・著．糖尿病治療ガイド2022-2023．2022，156p．を参考に作成．

高齢者糖尿病の運動療法

有酸素運動、レジスタンス運動、バランス運動、ストレッチング

有酸素運動
歩行
ジョギング
水泳
など

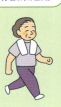

水中歩行など

レジスタンス運動
腹筋
ダンベル
腕立て伏せ
スクワット
など

バランス運動
片足立位保持
ステップ練習
体幹バランス運動
など

ストレッチング
大腿四頭筋伸ばし
アキレス腱伸ばし
胸・肩・腕周囲
筋肉伸ばし
など

日本老年医学会・日本糖尿病学会編．高齢者糖尿病診療ガイドライン2023．2023，264p．を参考に作成．

サルコペニア予防とスクリーニング

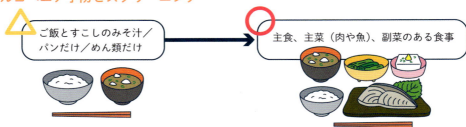

炭水化物もたんぱく質も脂質も、バランスよくしっかりとりましょう

➡ 指輪っかテスト

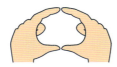

❶ 両手の親指と人差し指で輪をつくります

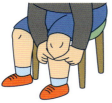

❷ 利き足でないほうのふくらはぎのいちばん太い部分を、力を入れずに軽く囲みます

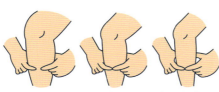

囲めない　ちょうど囲める　すきまができる

低い　サルコペニアの危険度　高い

指輪っかでふくらはぎが囲めてしまう人は、サルコペニアの有病率や新規発症リスクが高いことがわかっています

Tanaka, T. et al. Geriatr. Gerontol. Int. 18（2）, 2018, 224-32. より引用・改変.

➡ 握力測定

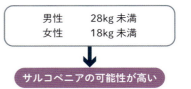

| 男性 | 28kg 未満 |
| 女性 | 18kg 未満 |

⬇

サルコペニアの可能性が高い

➡ 5回いす立ち上がりテスト

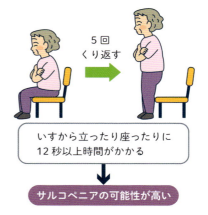

5回くり返す

いすから立ったり座ったりに12秒以上時間がかかる

⬇

サルコペニアの可能性が高い

高齢者糖尿病の薬物療法

本当に必要な薬ですか？
服用方法をもっと単純にできませんか？
わかりやすく薬を整理する方法はありますか？

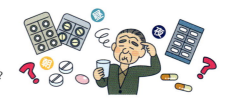

7 高血糖のおもな症状とその機序

公立豊岡病院組合立豊岡病院 内分泌・糖尿病内科 医長　**和田里美**（わだ・さとみ）

おもな高血糖症状

　糖尿病の典型的症状は口渇、多飲、多尿、体重減少であり、これらは糖尿病の診断基準項目にも含まれています[1]。糖尿病は自覚症状に乏しい病気といわれることがありますが、高度な高血糖やインスリン作用不全の状態になるとこれらの症状を認めるようになります。

高血糖による血漿・尿中の浸透圧上昇

1. 血漿浸透圧の亢進による脱水

　インスリンの作用不足（インスリン分泌低下やインスリン抵抗性）により血糖値が高くなると、血漿浸透圧が亢進します。すると、浸透圧を低下させるために血管外の細胞や細胞間質から血管内に水分がひき込まれます。細胞や細胞間質の水分が不足して脱水が起こることにより、口渇が出現します。

2. 尿浸透圧の亢進による利尿・脱水

　腎臓で尿をつくるときに、血糖値が高い状態（160〜180mg/dL 以上）では糖を再吸収しきれず、尿糖が排泄されます。尿糖があると尿の浸透圧が亢進し、尿細管周囲の組織から尿細管内へと水分がひき込まれ、尿の量が増える多尿になります。これを浸透圧利尿といいます。また、細胞の水分不足を感知して口渇が出現します。

3. ジュースなどの摂取による悪循環

　口渇は体が水分不足に陥っているサインであり、水分を大量にとる多飲によって体調を改善しようとします。このときにジュースや清涼飲料水を摂取してしまうとさらに血糖値が上昇し、口渇、多尿、そして脱水が増悪する悪循環に陥ります。血糖値が高い状態では、多飲もまた多尿につながっていきます。

インスリン作用不足による体重減少

　インスリンには糖を各組織へ取り込み、たんぱく質（筋肉）や脂肪、グリコーゲンを合成する作用があります。インスリン作用不全になると、糖を組織内に取り込むことができなくなり、たんぱく質や脂肪の合成が低下する同化不全が起こります。同時に、糖を取り込めないことによって各組織にエネルギーが供給されなくなるため、糖の代わりにたんぱく質や脂肪を分解する異化亢進が起こり、アミノ酸や遊離脂肪酸、グリセロールを合成して代用しようとします。つまり、筋肉や脂肪が分解されるため力が入りにくくなり、やせ

ていきます。

* * *

　これらの糖尿病の典型的な症状を認めたら、重症な糖尿病かもしれないことに注意する必要があります。高度な脱水やインスリン作用不足は、糖尿病性ケトアシドーシスや高浸透圧高血糖状態などの高血糖緊急症（急性合併症）をひき起こします。

引用・参考文献

1）日本糖尿病学会編・著. "糖尿病の診断をどのように行うか？". 糖尿病診療ガイドライン2024. 東京, 南江堂, 2024, 5-7.

おもな高血糖症状

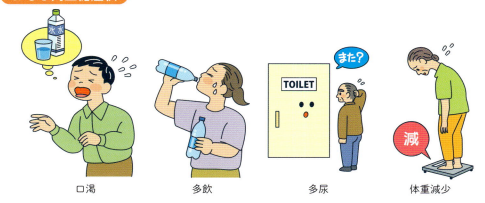

高血糖による血漿・尿中の浸透圧上昇

血漿浸透圧の亢進による脱水

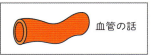

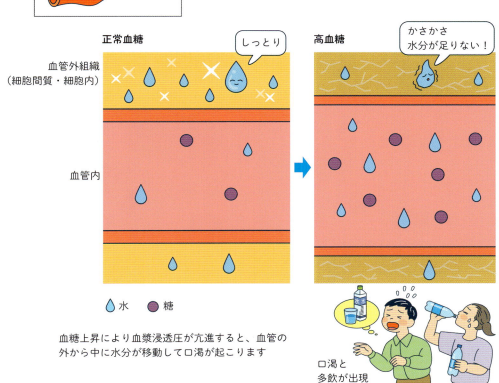

血糖上昇により血漿浸透圧が亢進すると、血管の外から中に水分が移動して口渇が起こります

尿浸透圧の亢進による利尿・脱水

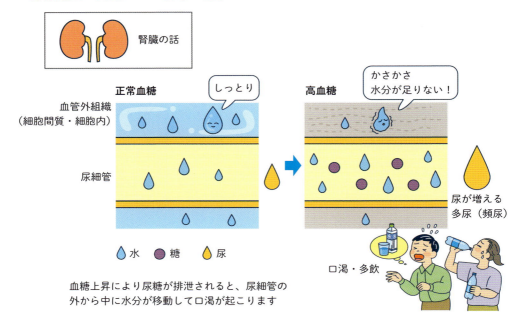

血糖上昇により尿糖が排泄されると、尿細管の外から中に水分が移動して口渇が起こります

インスリン作用不足による体重減少

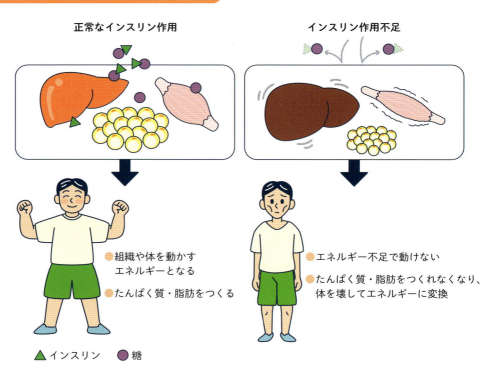

食後高血糖と血糖値スパイク

公立豊岡病院組合立豊岡病院 病院長補佐／内分泌・糖尿病内科 部長　岸本一郎（きしもと・いちろう）

食後高血糖

　健康な人の場合、食後2時間も経てば血糖値は140mg/dL未満に低下しますが、血糖値が十分に低下せず140mg/dL以上の高い値が続く耐糖能異常の状態を「食後高血糖」とよびます。食後高血糖は、食後早期に膵臓からインスリンが適切に分泌されないため、ブドウ糖が細胞（おもに骨格筋）に十分に取り込まれないことにより生じます。①放っておくと糖尿病を発症しやすい危険な状態である、②脳卒中や心筋梗塞などをひき起こす動脈硬化の危険因子である、という2つの意味において非常に重要です。

　欧米人と比較して、日本人はもともとインスリン分泌が少ないという特徴があり[1]、すこしインスリンの効きが悪くなった（インスリン抵抗性）だけでも食後の血糖値があがりやすくなります。耐糖能異常の段階に進むと食後早期のインスリン量がさらに低下するため[1]、ますます食後の血糖値が上昇しやすくなると考えられます。

血糖値スパイク

1. 血糖値スパイクとは

　最近の研究で、糖尿病ではない人でも食後の短時間だけ血糖値が急上昇するという現象が起こっていることがあきらかになっており、これは血糖値スパイクとよばれています。血糖値スパイクの正式な定義は定まっていませんが、一般的には食後血糖値が140mg/dLを超えて急上昇し、1時間程度をピークにそのあと急降下する状態と考えられています。老若男女問わず誰にでも起こりうるものですが、通常の健康診断で行われる空腹時血糖値やHbA1cなどでは異常を検知できません。また、耐糖能診断の精密検査である経口ブドウ糖負荷試験（OGTT）でも負荷前と負荷後2時間の血糖値は正常域となることがほとんどで、精密検査を受けた人であっても血糖値スパイクの存在が見逃されます。このため、血糖値スパイクは隠れ高血糖ともよばれています。

2. 血糖値スパイクと関連疾患

　新規に糖尿病と診断された人を対象にした研究では、食後1時間の血糖値が180mg/dL以上に上昇すると、心筋梗塞の発症率と死亡率が有意に増加すると報告されています。血糖値スパイクも食後高血糖と同様、心筋梗塞や脳卒中の起こりやすさに関係していると考えられています。さらに認知機能低下やがんなどとの関連があるともいわれ、糖尿病だけではなく非糖尿病患者における血糖値スパイクの把握と早期介入は重要な研究課題です。

3. 血糖値スパイクの頻度

われわれの最近の研究で、糖尿病と診断されていない（OGTTで正常型または境界型の）肥満中年男性を対象に日常生活における血糖値スパイクの頻度を調べたところ、食後血糖値が180mg/dLを超える血糖値スパイクが日常的に認められていました[2]。また約半数の人において、6日間の持続グルコースモニター（CGM）での最高血糖値が200mg/dL以上でした。このことから、多くの人は血糖値スパイクが起こっていることを知らずに生活していると考えられます。

血糖値スパイクの関連因子

1. 関連因子

血糖値スパイク（隠れ高血糖）の起こりやすさと関連する因子を解析したところ、膵臓インスリン分泌機能低下と間食習慣、低身体活動と関連していることがわかりました[3]。

2. 血糖値スパイクのリスク

1日1回以上間食をする人は1回未満の人と比較して14.5倍、研究期間（6日間）の最低歩数が2,500歩/日未満の人は2,500歩/日以上の人と比較して6.6倍、食後血糖値200mg/dL以上の血糖値スパイクを起こす危険性が高くなっていました。また、CGMでの最高血糖値は朝食を食べる習慣がない人、夕食の時間が遅い人において高くなっていました。1日に7,000歩以上歩く人は、7,000歩未満の人と比較して最高血糖値が低値でした[3]。

3. 生活習慣と血糖値スパイク

これらの結果は膵臓のインスリン分泌能力とは独立しており、内因性インスリン分泌能が十分保持されている人であっても認められました。したがって、膵β細胞機能が保たれている人であっても「1日1回以上の間食習慣」や「最低歩数が2,500歩/日未満の低身体活動」など、生活習慣に偏りがある人では、血糖値スパイクの危険性が非常に高くなることがあきらかになっています。

血糖値スパイクの予防

前述の結果から、気づきにくい血糖値スパイクを予防するために、ふだんから日常生活での食事管理と身体活動を継続することが重要であると考えられます。実際、同じ人であっても身体活動の多い日と少ない日では、血糖値スパイクの頻度および程度に大きな差が認められます。したがって、生活習慣の改善は血糖値スパイクの軽減に大きな効果があると考えられます。ふだんから「間食習慣がある」「運動習慣がない」などに当てはまる人は、健診結果の血糖値が正常範囲であることに安心せずに、毎日間食をしない、可能な範囲で身体活動の習慣をもつ、などを心がけることによって血糖値スパイクを起こしにくく

なり、ひいては将来の糖尿病発症、動脈硬化性疾患などの予防につながると考えられます。

引用・参考文献

1) Yabe, D. et al. β cell dysfunction versus insulin resistance in the pathogenesis of type 2 diabetes in East Asians. Curr. Diab. Rep. 15（6）, 2015, 602.
2) Kishimoto, I. et al. Hyperglycemia During Continuous Glucose Monitoring in Obese/Overweight Male Individuals Without Diabetes. J. Diabetes Sci. Technol. 15（5）, 2021, 1198-9.
3) Kishimoto, I. et al. Impact of Lifestyle Behaviors on Postprandial Hyperglycemia during Continuous Glucose Monitoring in Adult Males with Overweight/Obesity but without Diabetes. Nutrients. 13（9）, 2021, 3092.

食後高血糖

経口ブドウ糖負荷後血清インスリン濃度の経時的変化

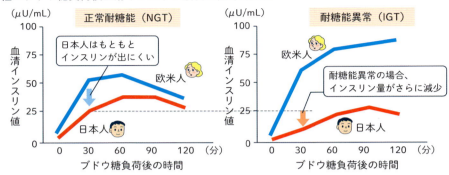

日本人の耐糖能異常にはインスリン分泌能の低下が重要であると考えられています

Yabe, D. et al. Curr. Diab. Rep. 15（6）, 2015, 602. を参考に作成.

血糖値スパイク

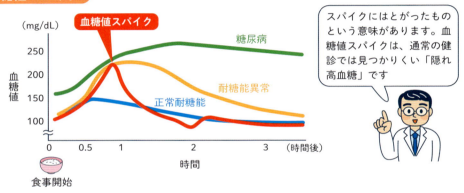

血糖値スパイクの関連因子

関連因子

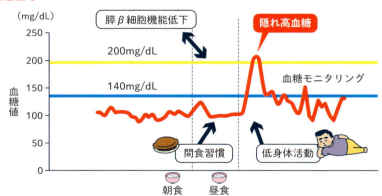

血糖値スパイクは、インスリン分泌能低下と偏った生活習慣で起こる隠れ高血糖です

血糖値スパイクのリスク

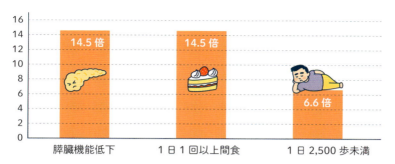

1日1回以上間食をする人は約15倍、最低歩数が1日2,500歩未満の人は約7倍、隠れ高血糖の危険性が高くなっていました

Kishimoto, I. et al. Nutrients. 13（9）, 2021, 3092. を参考に作成.

生活習慣と血糖値スパイク

糖尿病のない肥満男性の最高血糖値（mg/dL）

生活習慣	あり	なし
朝食を食べる習慣	184	207
夕食が遅い（夜10時以降）	206	184
毎日間食する	226	184
平均歩数1日7,000歩以上	187	206
最低歩数1日2,500歩未満	212	181

Kishimoto, I. et al. Nutrients. 13（9）, 2021, 3092. を参考に作成.

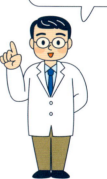

血糖値スパイクは、生活習慣と密接に関係しています

血糖値スパイクの予防

晴れの日（1日歩数1万歩以上）

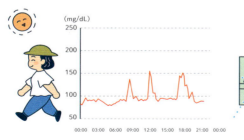

雨の日（1日歩数5,000歩以下）

★食後血糖値180mg/dL以上

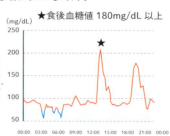

身体活動量が少ないと血糖値スパイクが多くなります

memo

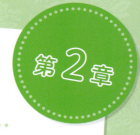

第2章

糖尿病の合併症

1 急性合併症

公立豊岡病院組合立豊岡病院 救急集中治療科（但馬救命救急センター）医長　**藤﨑修**（ふじさき・おさむ）
公立豊岡病院組合立豊岡病院 救急集中治療科（但馬救命救急センター）センター長／部長
永嶋太（ながしま・ふとし）

糖尿病の急性合併症

　糖尿病の急性合併症として重要であり、かつ臨床現場でよく出会うものとして糖尿病性ケトアシドーシス（DKA）と高浸透圧高血糖状態（HHS）があります。この2つは集中治療を要する重症疾患であり、類似点もありますが、違いをしっかり把握しておきましょう。

糖尿病性ケトアシドーシス

　DKAは、比較的若年の患者（20～30歳代のことが多い）が呼吸困難感や消化器症状（嘔気・嘔吐、腹痛）を主訴に来院するケースが多いです。名前からわかるように、酸性物質である「ケトン体」が多く産生されることによって、アニオンギャップ（AG）開大を伴った「アシドーシス」をきたしている状態です。インスリンの絶対的な不足状態であるため、1型糖尿病の患者が摂食不良などでインスリン注射をしなかったことによる発症も多くみられます。診断にはケトン体の検出が必要ですが、尿検査では3種類あるケトン体のうち1種類しか検出できないため、偽陰性による見逃しに注意が必要です。なお血中ケトン体の測定で判断できます。

　特殊なDKAとして、経口血糖降下薬であるSGLT2阻害薬を服用している患者に起こる正常血糖ケトアシドーシス（EDKA）があり、少なからず遭遇します。SGLT2阻害薬は糖尿病だけでなく心不全にも適応があるため、近年では処方されている人を多くみかけます。ダパグリフロジンプロピレングリコール水和物（フォシーガ®）やエンパグリフロジン（ジャディアンス®）などのSGLT2阻害薬を飲んでいないかどうかを確認しましょう。血糖値が正常でもDKAを否定できない時代になりました。

高浸透圧高血糖状態

　一方のHHSは、糖尿病既往があり、あまり活動量が多くない高齢者が意識障害や昏睡で搬送となって、高血糖と高浸透圧があるもケトン体が陰性となり診断されるというケースが多いです。その名のとおり、DKAよりも「高血糖」で「高浸透圧」になることが多く、DKAでは350～450mg/dL程度の上昇に留まることが多い血糖値が、HHSでは1,000mg/dLを超えることも珍しくありません。

それぞれの治療

1. 輸液と検査

治療については、とにかくまずはしっかりと輸液を行うことが肝要です。その後はインスリン療法を開始しながら、血糖値や血清カリウム値についても調整していきます。加えて DKA では血中ケトン濃度（AG、HCO_3^- でも代用可）、HHS では血漿浸透圧も含め、1〜2 時間おきにチェックしていきます。

2. インスリン投与

インスリン投与は、DKA では 0.1U/kg/ 時間、HHS では 0.05U/kg/ 時間の持続静脈注射で開始します。血糖値が 250mg/dL 未満程度になった時点で、インスリン投与は継続しながら輸液をブドウ糖入りのものに変更していきます。DKA では AG が閉じてアシドーシスが改善し、食事を開始とする段階で、HHS では血糖値が 250〜300mg/dL を下回ったくらいの段階で、インスリン投与の方法を皮下注射に切り替えます。

3. カリウム

治療をしていくなかで、ついつい目立つ血糖値などにばかり目を奪われがちになりますが、カリウム値にもしっかり目を配る必要があります。アシドーシスの改善やインスリンの作用によって、カリウムが血液内から細胞内に入ってしまうため、血清カリウム値がかなり下がってしまい、致死性不整脈の誘因となりうるため要注意です。カリウムは 4〜5mEq/L 付近を目標に積極的に補充していきます。

4. 誘因の検索

治療開始と同時進行で、そのような状態に陥った誘因を検索することも忘れてはなりません。誘因には種々ありますが、感染症（肺炎や尿路感染症、新型コロナウイルス感染症 [COVID-19] など）や急性心筋梗塞などは頻度や重症度からも見逃したくないものです。感染症があっても熱が出ない場合もある点に注意が必要です。DKA では急性膵炎が合併することもあります。

5. 注意点

急性合併症のうち、ケトン体産生による AG 開大性のアシドーシスを伴うものが DKA、高浸透圧があるものが HHS です。とくに DKA は非特異的な症状で受診されることも多く、頻呼吸などでアシドーシスが隠されていることもあります。そのため、DKA を疑ってケトン体や AG を測定しなければ、コンピュータ断層撮影（CT）検査まで行っても見抜けない場合があり、注意が必要です。また、SGLT2 阻害薬服用の有無もかならず確認してください。一方で、HHS は高齢者の意識障害例では鑑別疾患としてかならず考慮し、脳卒中などの除外をしつつ、血漿浸透圧もしっかり測定しましょう。

糖尿病の急性合併症

急性合併症	糖尿病性ケトアシドーシス 高浸透圧高血糖状態
慢性合併症	糖尿病性神経障害 糖尿病網膜症 糖尿病性腎症

集中治療を要する重症疾患であり、重度になると昏睡に至ります。

糖尿病性ケトアシドーシス

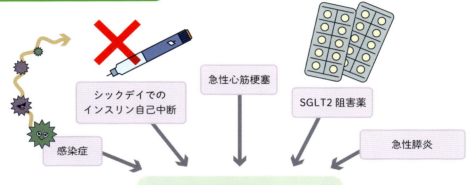

シックデイでのインスリン自己中断

急性心筋梗塞

SGLT2阻害薬

感染症

急性膵炎

血糖値↑
（SGLT2阻害薬使用時は血糖値が正常でも糖尿病性ケトアシドーシスになる）

ケトン体↑

アシドーシス
（血液が酸性に傾くこと）

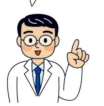

比較的若年者が多いです

症状からは糖尿病性ケトアシドーシスとわかりにくい

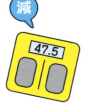

体重減少　　激しい口渇、多飲、多尿　　全身倦怠感　　嘔気、嘔吐、**腹痛**などの消化器症状　　**頻呼吸**

高浸透圧高血糖状態

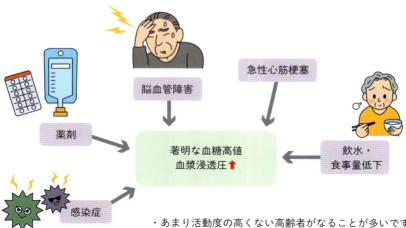

- あまり活動度の高くない高齢者がなることが多いです。
- 重症化すると反応性低下、昏睡状態がみられますが、脳卒中などと間違えられやすいので注意しましょう。
- 死亡率が10〜20％と高値です。

それぞれの治療

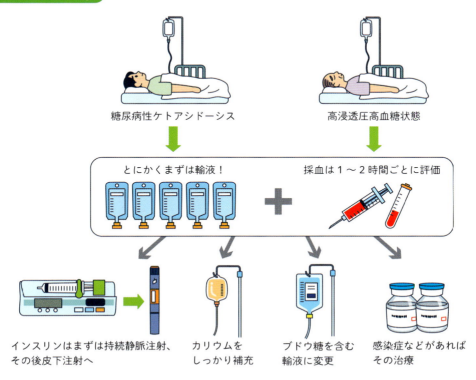

② 糖尿病性神経障害

公立豊岡病院組合立豊岡病院 脳神経内科 医長　**伊賀賢一**（いが・けんいち）

糖尿病性神経障害の経過・進行

　糖尿病性神経障害とは糖尿病によってひき起こされる神経障害のことであり、糖尿病網膜症、糖尿病性腎症とともに糖尿病の慢性合併症の一つです。高血糖による神経細胞の変化、動脈硬化からくる神経細胞への血流障害が原因と考えられています。慢性合併症のなかでもっとも早期に出現し、血糖管理が悪いと進行が早いといわれています。

　糖尿病性神経障害が発症すると、おもに末梢の感覚や自律神経の障害が症状として現れ、生活の質（QOL）を著しく低下させます。痛みやしびれは軽症のものから不眠やうつ状態に陥るほど激烈なものまであり、さらに神経の変性・脱落が進むと反対に痛みを感じにくくなります。そのため、足のけがややけどに気がつかず、そこに血流障害や感染がくわわることによって壊疽を生じ、最悪切断に至るケースもあります。

糖尿病性神経障害の症状

　糖尿病性神経障害は多発神経障害と単神経障害に大別されます。

1. 多発神経障害

➡ 感覚・運動神経障害

　糖尿病性神経障害でもっとも多くみられる病型で、自覚症状としてジンジン、ピリピリするようなしびれ感や足裏の違和感、冷感、ほてり、こむら返りがあります。手袋靴下型の感覚障害をきたし、下肢の足先や足底から下腿、手、大腿、腕など上行性に進行します。

➡ 自律神経障害

　胃腸や心臓などの内臓のはたらきを調節している神経に起こります。症状は立ちくらみ（起立性低血圧）や排尿障害、下痢、便秘、勃起障害（ED）などです。低血糖になると通常は交感神経系の緊張によって動悸や冷や汗、手指振戦などの警告症状が出ます。しかし、自律神経障害が強い状態で低血糖発作をくり返すと、症状がないまま血糖値が下がり続けて昏睡やけいれんなどの中枢神経症状をきたすことがあり、これを無自覚性低血糖といいます。

2. 単神経障害

　突然発症する単一神経の麻痺で、顔面神経麻痺、外眼筋麻痺などをきたします。顔面神経麻痺は、顔面の筋肉の動きが制限されてまぶたや口を十分に閉じることが困難になり、食事や会話などの場面で生活に支障をきたします。外眼筋麻痺では動眼神経麻痺の頻度が

高く、ほかに外転神経、滑車神経麻痺をきたします。これらは眼球運動障害、複視、眼球偏位、眼瞼下垂の原因となります。

糖尿病性神経障害の検査

　診断には症状の問診だけでなく、他覚的な評価も行い、感覚・運動機能、自律神経の障害の程度を検査していきます。

1.　感覚・運動機能の検査

　アキレス腱反射では、アキレス腱を打腱器で叩き足先の反射をみます。神経障害を反映して反射の減弱・消失をきたします。振動覚検査では、強く叩いた音叉を内果に当てて振動を感じるかどうかを聞き、振動を感じなくなるまでの秒数を測定します。10秒以上が正常で、感覚障害の指標になります。表在感覚の検査では、モノフィラメントを用いる圧覚検査やipswich touch testがあります。患者に目を閉じてもらい、検者の足部や指先を触れて感覚を確認します。

2.　自律神経の検査

　心電図R-R間隔変動係数は、心電図のR-R間隔の変動をみる検査です。自律神経障害があると、呼吸によって生じるはずの脈の変動が少なくなります。Schellong試験では、仰臥位または坐位で血圧・脈拍を測定し、その後起立して血圧・脈拍を測定します。収縮期血圧が20mmHg以上低下する、または収縮期血圧の絶対値が90mmHg未満であるか、拡張期血圧が10mmHg以上低下したら自律神経障害が考えられます。

糖尿病性神経障害の予防・治療

1.　代謝異常改善

　糖尿病性神経障害は発症するともとに戻すのが困難であるため、予防が重要になります。血糖管理にくわえて体重や血圧、脂質の管理や禁煙、運動が大事です。薬物療法では代謝改善薬としてアルドース還元酵素阻害薬、ビタミンB_{12}製剤があります。糖尿病性神経障害の発生機序として、細胞内のソルビトールの蓄積が原因として考えられており、その蓄積を抑制するアルドース還元酵素阻害薬が治療に用いられます。

2.　疼痛緩和

　糖尿病性神経障害で痛みが強く、日常生活に支障をきたす場合には、血糖管理と生活習慣病の改善にくわえて疼痛緩和のために薬物療法を行います。中等症以上の痛みに対してカルシウムチャネルα2δサブユニットリガンドであるプレガバリン、セロトニン・ノルアドレナリン再取り込み阻害薬であるデュロキセチン塩酸塩、三環系抗うつ薬であるアミトリプチリン塩酸塩が用いられます。また抗てんかん薬のカルバマゼピンや抗不整脈薬のメキシレチン塩酸塩が痛みに有用といわれています。

3. 起立性低血圧改善

　起立性低血圧に対しては、増悪因子として脱水や感染、長期の臥床のほかに、薬剤として利尿薬、α1遮断薬、三環系抗うつ薬などがあげられ、薬剤に関しては中止や減量の検討が必要です。対症療法として弾性ストッキング着用や十分な水分補給、適度な食塩摂取といった対応が考慮されます。薬物療法としては交感神経を刺激するα1刺激薬やドロキシドパに加えて、血漿増量作用のあるバソプレシンがあげられます。

糖尿病性神経障害の経過・進行

糖尿病性神経障害は糖尿病によってひき起こされる神経障害で、高血糖による神経細胞の変化、動脈硬化からくる神経細胞への血流障害が原因と考えられています

初期症状
「ジンジン」「ピリピリ」といった足先の痺れ

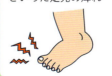

ほかの合併症の出現
感覚が鈍くなったり感じなくなる、自律神経障害の出現

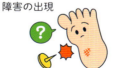

合併症の進行
けがややけどなどから壊疽になる可能性もある

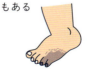

慢性合併症のなかで神経障害がもっとも早期に出現する

- 神経障害
- 網膜症
- 腎症

0　　　5年　　　10年　　　15年
糖尿病経過年数

糖尿病性神経障害の症状

多発神経障害

感覚・運動神経障害
四肢末梢にしびれや冷えなどが出る。手袋靴下型とよばれる

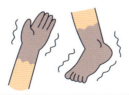

自律神経障害

脈拍の異常

排尿障害、下痢・便秘

立ちくらみ（起立性低血圧）

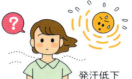
発汗低下

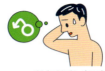
勃起障害（ED）

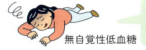
無自覚性低血糖

低血糖になっても無症状でそのまま血糖値が下がり、意識障害や昏睡に陥る

単神経障害

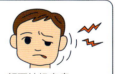
顔面神経麻痺
外眼筋麻痺
（動眼・外転神経など）

正中神経麻痺
尺骨神経麻痺など

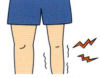
糖尿病性筋萎縮

下肢近位部に痛みや筋力低下、筋萎縮をきたす

糖尿病性神経障害の検査

感覚・運動機能の検査

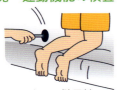 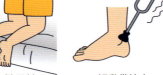 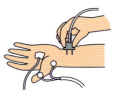

アキレス腱反射　　振動覚検査　　表在感覚の検査　　神経伝導検査

自律神経の検査

心電図 R-R 間隔変動係数

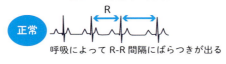

正常　呼吸によって R-R 間隔にばらつきが出る

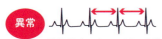

異常　神経障害によって脈の変動が少なくなる

Schellong 試験

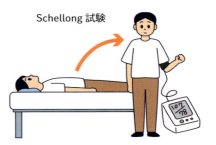

糖尿病性神経障害の予防・治療

代謝異常改善
- アルドース還元酵素阻害薬
  エパルレスタット（キネダック®）
- そのほか
  メコバラミン（メチコバール®）

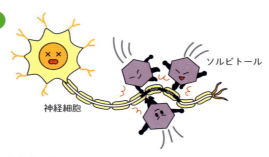

ソルビトール　神経細胞

疼痛管理
- カルシウムチャネルα2δサブユニットリガンド
  プレガバリン（リリカ®）
- 三環系抗うつ薬
  アミトリプチリン塩酸塩（トリプタノール®）
- セロトニン・ノルアドレナリン再取り込み阻害薬
  デュロキセチン塩酸塩（サインバルタ®）
- 抗てんかん薬
  カルバマゼピン（テグレトール®）

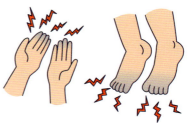

起立性低血圧
- **増悪因子**
  脱水、感染、長期の臥床、利尿薬、α1遮断薬、三環系抗うつ薬など
- **対症療法**
  弾性ストッキング着用や十分な水分補給、適度な食塩摂取
  増悪因子となる薬剤に関して中止や減量の検討が必要
- **薬物療法**
  α1刺激薬やドロキシドパ、バソプレシンの使用

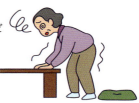

3 糖尿病網膜症

地方独立行政法人神戸市民病院機構神戸市立西神戸医療センター 眼科 副医長 **野田和誉** (のだ・かずのり)

糖尿病網膜症とは

糖尿病網膜症は、糖尿病性神経障害、糖尿病性腎症とならぶ糖尿病三大合併症の一つです。糖尿病によってひき起こされる細小血管症（細い血管が障害されることで生じる糖尿病の合併症）で、わが国の成人における失明の原因の上位に位置しています。初期段階では眼底に出血をきたしていても自覚症状に乏しい場合が多く、病状が進行し、視機能が低下してからはじめて眼科を受診し、すでに失明の危機に瀕した状態であるケースもまれではありません。糖尿病患者のうち約5人に1人が糖尿病網膜症を有しているとの報告もあり[1]、視覚障害による身体障害者手帳認定の原因としては3位にあげられます[2]。

糖尿病網膜症の原因と病態

1. 原因

網膜は眼底にある薄い神経の膜で、カメラの構造に当てはめると光の情報を受けとるフィルムの役割を果たしています。網膜は外界から入ってきた光の明暗や色を感知するはたらきがあり、そのなかでも網膜の中心部分（黄斑部）がもっとも敏感で、黄斑部の視細胞が障害を受けると、視力低下やものが歪んで見える症状につながります。

2. 病態

高血糖の状態が長く続くことによって網膜の細い血管がすこしずつ障害されると、次第に変形や閉塞をきたします。網膜は酸素を多く必要とする組織ですが、血管が閉塞してしまうと酸欠状態となるため、新しい血管（網膜新生血管）をつくって酸素不足をまかなおうとします。しかし、新生血管は非常にもろい血管構造であるため、かんたんに破れて眼内で出血をひき起こします。また網膜が酸素不足に陥ると、血管内皮増殖因子（VEGF）という血管新生を促すような物質が産生されます。そのことで新生血管が生じたり、血管から成分が漏れ出し網膜に溜まってむくんだ状態（黄斑浮腫）をきたします。

分類と推奨される眼科受診の間隔

糖尿病網膜症は進行度によっていくつか分類方法があります。改変 Davis 分類では単純網膜症、増殖前網膜症、増殖網膜症の3つに分けられます。単純網膜症は、血管透過性亢進（網膜の毛細血管が傷んだことによる出血や脂質、たんぱく成分の漏出）を特徴とします。増殖前網膜症では網膜の血管が閉塞し、虚血に陥っている状態です。増殖網膜症は末

期の段階であり、網膜新生血管が生じることにより起こる目の奥での出血（硝子体出血）や、増殖膜が形成され網膜が引っ張られることで起こる牽引性網膜剥離、隅角への新生血管の発生による眼圧上昇（血管新生緑内障）などから失明リスクを伴う危険な状態です。

また1型、2型糖尿病ともに、目薬で瞳孔を開いた状態で行う眼底検査が推奨されています[3]。糖尿病患者では糖尿病網膜症の重症化や進展率をもとに、初回受診後、眼科へ通院する間隔の目安が示されています[3]。

糖尿病網膜症の治療

1. 網膜光凝固術（レーザー治療）

網膜新生血管の発生を予防したり、硝子体出血や牽引性網膜剥離の悪化を防いだりする目的で、虚血状態に陥った網膜に対してレーザーを照射する汎網膜光凝固術や、黄斑浮腫の原因となっている毛細血管瘤に直接レーザーを照射して消退させる治療法があります。汎網膜光凝固術では広範囲のレーザー照射が必要となりますが、術後炎症などの副作用軽減のため、通常は1〜2週間ほど間隔をあけて複数回に分けて行います。

この治療は失明予防のために行うものです。見えかたをよくする目的ではないこと、また個人差はありますが、局所麻酔を行っても治療時に疼痛を伴う場合があることを事前に患者へ説明する必要があり、そうすることが治療中の通院自己中断の防止につながります。

2. 硝子体内注射

糖尿病黄斑浮腫の治療として、抗VEGF薬やステロイド薬を眼内に注入する治療です。抗VEGF薬は病状によって月1回の投与から開始し、落ち着いてきたら投与間隔を延長して、安定すれば投与が不要となる場合もあります。ステロイド薬は眼圧上昇や白内障といった副作用に注意が必要です。

3. 硝子体手術

硝子体出血に対しては出血の除去、牽引性網膜剥離では剥がれてしまった網膜をもとの位置に戻すという目的で手術が行われます。また薬物治療やレーザー治療が効きにくい黄斑浮腫に対して行う場合もあります。

自覚症状と患者へ説明する際のポイント

糖尿病と診断されたとき、すでに糖尿病網膜症を発症している場合もあります。しかし、糖尿病黄斑浮腫を伴わなければ網膜症の初期段階で自覚症状は得られにくく、眼科ではじめて検査を受けたときに「異常なし」と判定されると、「自分は糖尿病網膜症にならないのだ」と誤った理解をしてしまい、そのあとの眼科通院が途絶えてしまうことがあります。ここでは「現時点では」発症していなくても、この先も糖尿病網膜症の発症に注意が必要であることを伝えておく必要があります。

また、発症してからも初期段階では血糖値および血圧、脂質などの内科的治療がメインとなります。すると、眼科で具体的な治療を受けていないために定期受診の必要性が理解されず、「見えなくなったから来ました」という形で、病状進行後に眼科を再受診するケースにつながります。眼科検査の特徴として、眼底カラー写真や光干渉断層計検査のような体への負担が少なく、短時間で撮影可能な画像所見を患者への説明にうまく用いて、単なる数値データよりも視覚的に病状を伝え、糖尿病網膜症の存在を患者本人に理解してもらうことが重要です。

引用・参考文献

1) Teo, ZL. et al. Global Prevalence of Diabetic Retinopathy and Projection of Burden through 2045 : Systematic Review and Meta-analysis. Ophthalmology. 128（11）, 2021, 1580-91.
2) Morizane, Y. et al. Incidence and causes of visual impairment in Japan : the first nation-wide complete enumeration survey of newly certified visually impaired individuals. Jpn. J. Ophthalmol. 63（1）, 2019, 26-33.
3) 日本糖尿病眼学会診療ガイドライン委員会. 糖尿病網膜症診療ガイドライン（第1版）. 日本眼科学会雑誌. 124（12）, 2020, 955-81.
4) 日本眼科学会ホームページ. 目の構造. (https://www.nichigan.or.jp/public/disease/structure/item01.html, 2024年6月閲覧).
5) 日本眼科学会ホームページ. 糖尿病網膜症. (https://www.nichigan.or.jp/public/disease/name.html?pdid=49, 2024年6月閲覧).
6) 医療情報科学研究所編. 病気がみえる vol.12：眼科. 東京, メディックメディア, 2019, 328p.

糖尿病網膜症とは

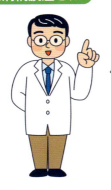

- 長年、日本の成人における失明原因の上位にあり、視覚障害による身体障害者手帳認定の原因の3位でもあります
- 発症初期は自覚症状が少ない場合が多く、病状が進んで見えにくくなってから眼科を受診し、失明する人も珍しくありません
- 糖尿病患者さんの約5人に1人が糖尿病網膜症を発症しています

糖尿病網膜症の原因と病態

高血糖のために網膜の細い血管が変形・閉塞し、隅々に酸素が届かなくなる

※酸素不足になると、血管内皮増殖因子（VEGF）という物質が産生される

血管から成分が漏れ出して網膜に溜まってむくむ **黄斑浮腫**

血管内皮増殖因子に促され新しい血管（新生血管）が生じる

新生血管は非常にもろく、かんたんに破れて出血する **硝子体出血**

新生血管が隅角に生じて眼圧が上昇する **血管新生緑内障**

新生血管の周りに増殖膜という組織が生まれ、増殖膜が網膜をひっぱる **牽引性網膜剥離**

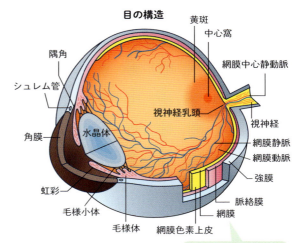

日本眼科学会ホームページ．目の構造．を参考に作成．

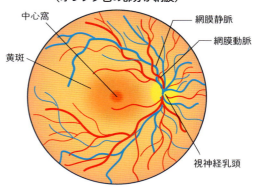

日本眼科学会ホームページ．糖尿病網膜症．を参考に作成．

分類と推奨される眼科受診の間隔

病期（Davis分類）		受診頻度
糖尿病網膜症なし		1年に1回
単純網膜症（硬性白斑、網膜出血、毛細血管瘤）	血管透過性亢進（網膜の毛細血管が傷んだことによる出血や脂質、たんぱく成分の漏出）を特徴とする	6か月に1回
増殖前網膜症（網膜内細小血管異常、硬性白斑、軟性白斑）	網膜の血管が閉塞し、虚血に陥っている状態	2か月に1回
増殖網膜症（増殖膜、硬性白斑、硝子体出血、新生血管）	網膜新生血管が生じ、目の奥で出血（硝子体出血）をきたしたり、増殖膜が形成され網膜が引っ張られることで牽引性網膜剥離が起こったり、隅角に新生血管が生じて眼圧が上昇（血管新生緑内障）したりすることで、失明リスクを伴う状態	1か月に1回

日本糖尿病眼学会診療ガイドライン委員会．日本眼科学会雑誌．124（12），2020，955-81．
医療情報科学研究所編．病気がみえる vol.12：眼科．2019，328p. を参考に作成．

治療

網膜光凝固術（レーザー治療）

網膜新生血管の発生予防、硝子体出血や牽引性網膜剥離の悪化防止や、黄斑浮腫の治療のために行います。

硝子体内注射

黄斑浮腫の治療として、抗血管内皮増殖因子薬やステロイド薬を眼内に注入します。

硝子体手術

硝子体出血では出血除去、牽引性網膜剥離では剥がれた網膜を戻すために行います。薬物治療やレーザー治療が効きにくい黄斑浮腫でも行います。

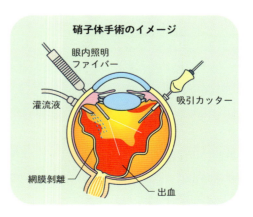

硝子体手術のイメージ（眼内照明ファイバー、灌流液、吸引カッター、網膜剥離、出血）

④ 糖尿病性腎症（糖尿病関連腎臓病）

京都大学大学院 医学研究科 腎臓内科学講座　**川村俊介**（かわむら・しゅんすけ）
京都大学大学院 医学研究科 腎臓内科学講座 教授　**柳田素子**（やなぎた・もとこ）

糖尿病関連腎臓病

　腎臓は微小血管の集合体である糸球体で血液を濾過し、水分や老廃物を尿として排出します。高血糖状態が持続すると、細胞内の代謝異常によってサイトカインが生じたり、血行動態の変化によって糸球体高血圧が生じたりして腎障害をきたし、糖尿病性腎症（糖尿病関連腎臓病）につながります。

糖尿病関連腎臓病の進行

　まず、糸球体から尿中にアルブミンやたんぱく質が漏れて排出されるようになります。初期は微量ですが、次第に漏出するたんぱく質の量が増加し、腎障害が進行します。その後、糸球体の濾過機能に低下がみられるようになり、体内の老廃物が十分に排出されない末期腎不全へと進行します。腎障害が高度に進行すると不可逆となるため、糖尿病の診断後は初期からしっかりとした治療を行うことが重要です。

慢性腎臓病の症状

　慢性腎臓病は、ある程度進行するまで症状はほとんど認められません。しかし腎臓病が進行して末期腎不全になると、さまざまな症状が出現します。老廃物の蓄積は、倦怠感や嘔気、食欲低下、全身のかゆみといった症状の原因となります。また、体内の水分を尿として十分に排出できなくなると、下肢を中心とした浮腫や、胸水が溜まることによる呼吸困難が出現します。場合によっては血中のカリウムが上昇し、命にかかわるような不整脈が起こることもあります。

糖尿病関連腎臓病の治療

　治療は、糖尿病や高血圧症、脂質異常症などを管理することを目標に、薬物療法や食事療法、運動療法、生活習慣の改善を行います。糖尿病では HbA1c 7％未満（患者によっては 8％未満）を目指します。また、高血圧は腎機能悪化の大きな原因であるため、降圧薬や減塩食による予防が重要です。適度な運動、適正体重の維持、禁煙、過剰なアルコール摂取の中止などの生活習慣についての指導も併せて行います。食事療法では、病期に合わせてたんぱく質制限を行います。カリウムが上昇する患者の場合は、カリウム制限を行うことも必要です。

腎代替療法 [1〜3)]

　腎代替療法は血液透析と腹膜透析、腎移植に大きく分けられます。

1. 血液透析

　血液透析は、血液を濾過し老廃物や余分な水分を除去するために体外循環を行う方法で、一般的に週3回、1回あたり4時間以上かけて行います。血液を取り出して返す場所を準備するため、内シャント造設術などを行います。また、透析と透析のあいだのかぎられた時間で体内を整える必要があるため、食事や水分の制限が大きいです。

2. 腹膜透析

　腹膜透析は、自身の腹膜を介して老廃物や余分な水分を除去する方法です。腹腔内に透析液を注入し、時間が経ったところで取り出すことで透析を行います。貯留回数は1日に4回程度で、交換には1回あたり30分程度かかります。腹腔内に透析液を注入するカテーテルを留置することが必要です。睡眠中に機械を用いて自動で交換を行い、昼間の交換回数を減らす方法もあります。

　血液透析ほどの通院は必要なく、食事制限は血液透析に比べるとゆるやかなことが多いです。一方、自分の体の一部を用いるため、尿量などによっては十分な透析、除水ができないことや、長期にわたる継続により腹膜が劣化すること、感染による腹膜炎などのリスクがあります。

3. 腎移植

　腎移植は、腎提供者（ドナー）からもらった腎臓によって腎機能を改善させる方法です。移植後は、拒絶反応が起こらないようにするために免疫抑制薬の服用が必要ですが、保存期と同様の生活をすることができます。腎移植は脳死、または心停止した人からもらう献腎移植と、親族からもらう生体腎移植に分けられます。生体腎移植の場合、提供する親族の腎臓は健康であることが必要です。わが国では献腎移植のドナーは非常に少なく、希望患者は15年程度の待機期間があることが一般的です。

引用・参考文献

1) 日本腎臓学会ほか編．"腎代替療法の選択"．腎代替療法選択ガイド2020．東京，ライフサイエンス出版，2020，2-16.
2) 日本腎臓学会ほか編．"腹膜透析とはどのような治療法ですか？"．前掲書1)．38.
3) 日本腎臓学会ほか編．"献腎移植待機期間はどうなっていますか？"．前掲書1)．80.
4) 日本腎臓学会編．"成人・高齢者CKDへのアプローチ"．CKD診療ガイド2012．東京，東京医学社，2012，29-35.
5) 糖尿病性腎症合同委員会・糖尿病性腎症病期分類改訂ワーキンググループ．糖尿病性腎症病期分類2023の策定．日本腎臓学会誌．65（7），2023，847-56.

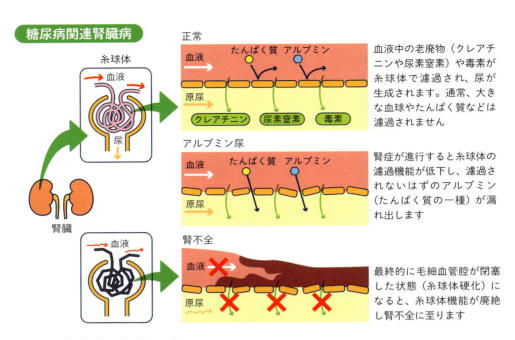

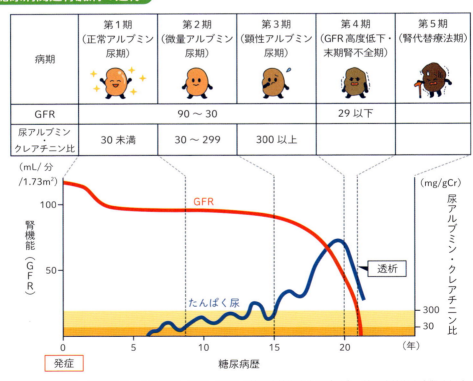

日本腎臓学会編．CKD 診療ガイド 2012．2012，29-35／糖尿病性腎症合同委員会・糖尿病性腎症病期分類改訂ワーキンググループ．日本腎臓学会誌．65（7），2023，847-56．を参考に作成．

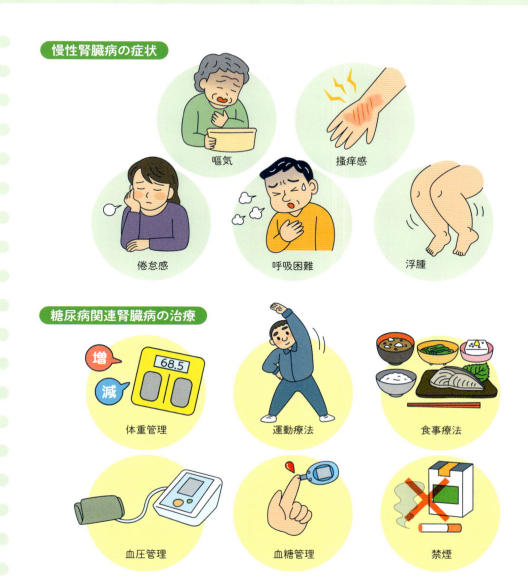
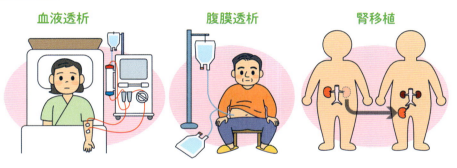

5 動脈硬化と大血管症

公立豊岡病院組合立豊岡病院 循環器内科　北川達也（きたがわ・たつや）

糖尿病と動脈硬化

　糖尿病の合併症のなかでも、動脈硬化が原因で発症する大血管症（冠動脈疾患、脳血管障害、末梢動脈疾患）は、生命や身体活動に大きく影響を及ぼすことがあります。2型糖尿病患者は健常人と比較して、冠動脈疾患や脳血管障害の発症が1.5～3.6倍に増加するといわれています[1]。動脈硬化の危険因子としては、糖尿病、糖代謝異常をはじめ、高血圧症や脂質異常症、喫煙、慢性腎臓病、肥満症などがあり、これらの危険因子を包括的かつ早期から管理することが重要です。

動脈硬化と脆弱プラーク

　一般的に「動脈硬化」というと、粥状硬化（アテローム性動脈硬化）を指すことが多いため、それについて解説します。粥状硬化は、LDLコレステロールの蓄積をきっかけに、炎症細胞などが病的に集積してプラークが形成される病態です。

　糖尿病患者においては、高血糖状態、インスリン抵抗性、高インスリン血症が血管内皮機能障害や炎症の亢進をひき起こすため、動脈硬化が促進されます。その影響で、脂質に富んだ脆弱プラークを形成しやすくなります。脆弱プラークは、プラーク破綻を起こして血栓を形成し、それに伴う塞栓によって臓器虚血に至るリスクが高いです。

　動脈硬化は無症状のまま進行するため、症状を自覚するときにはかなり進行しています。また、蓄積性に進行し元に戻すことはできないため、進行させないことが重要です。

冠動脈疾患

　冠動脈が動脈硬化によって狭窄あるいは閉塞することで心筋の虚血が起こり、激しい胸痛や背部痛、顎・肩への放散痛といった症状が出現します。とくに、症状が数十分以上持続する場合は冠動脈が閉塞している可能性があり、心筋梗塞が疑われます。ただし、糖尿病患者においては、糖尿病性神経障害のため痛みを感じにくく、気づかないうちに心筋梗塞を発症しているケースがあります。

　心筋梗塞を発症すると、急性期の合併症（心原性ショック、機械的合併症、致死性不整脈）により致命的になることがあります。また、慢性期においても心不全や不整脈をくり返す可能性があります。治療法としては、血行再建術（冠動脈バイパス術、カテーテル治療）があり、心筋血流の改善が見込めます。ただし、心筋梗塞に至った場合は、血流が再

疎通したとしても心筋壊死が残ります。

脳血管障害

　脳血管の狭窄あるいは閉塞によって障害を受けた脳の局所症状として、片側の顔面や手足の麻痺・感覚障害、構音障害、めまい、意識障害などの症状が突発的に出現します。
　とくに脳梗塞において発症早期であれば、血栓溶解療法やカテーテル治療の適応になります。しかし、治療をしても後遺症が残ることや、発見が遅れて治療適応にならないことがあります。日常生活動作（ADL）がすこしでも支障なく行えることを目的にリハビリテーションが行われます。

末梢動脈疾患

　おもに下肢動脈が動脈硬化によって狭窄あるいは閉塞することで、下肢虚血が起こります。運動時に必要な血流を供給できないために足の痛みが生じ、休息によって痛みが改善する間歇性跛行が出現します。進行すると、安静時にも痛みが生じるようになり、また、傷ができたときには創治癒に必要な血流が供給できず、皮膚潰瘍や壊疽を生じることがあります。糖尿病患者においては、糖尿病性神経障害のため痛みを感じにくく、気づかないうちに皮膚潰瘍や壊疽が発症・進行しているケースがあります。
　治療法には薬物療法のほか、血行再建術（カテーテル治療、外科的内膜摘除術、バイパス術）、血液浄化療法があります。とくに、創部が治りにくいような重度の下肢虚血の場合は、複数回の血行再建術や下肢切断術が必要になることがあります。

＊　＊　＊

　HbA1c が 1％増加すると、心血管疾患の発症が 18％増加し[2]、HbA1c が 1％低下すると心筋梗塞の発症が 14％減少することが示されています[3]。われわれは、ときに危険因子の管理不十分によって、重篤な大血管症を発症して不幸な転帰をたどるケースを経験します。一方で、患者の立場では無症状の段階で動脈硬化予防の重要性を理解することは容易ではありません。将来の大血管症の発症を予防するため、医療者は無症状の段階から動脈硬化予防の重要性を強調し、危険因子の管理を総合的に支援することが重要です。

引用・参考文献
1）Haffner, SM. et al. Mortality from coronary heart disease in subjects with type 2 diabetes and in nondiabetic subjects with and without prior myocardial infarction. N. Engl. J. Med. 339（4）, 1998, 229-34.
2）Selvin, E. et al. Meta-analysis : glycosylated hemoglobin and cardiovascular disease in diabetes mellitus. Ann. Intern. Med. 141（6）, 2004, 421-31.
3）Stratton, IM. et al. Association of glycaemia with macrovascular and microvascular complications of type 2 diabetes（UKPDS 35）: prospective observational study. BMJ. 321（7258）, 2000, 405-12.

動脈硬化と脆弱プラーク

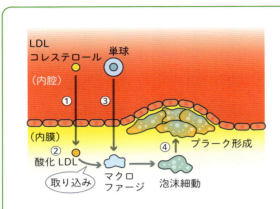
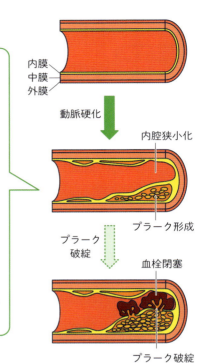

①LDLコレステロールが内皮下に蓄積されて酸化します
②酸化LDLは炎症を促進させます
③単球は内皮下に遊走後、マクロファージへ分化します
④マクロファージは酸化LDLを取り込み泡沫細動となり、その蓄積によってプラーク形成されます

冠動脈疾患

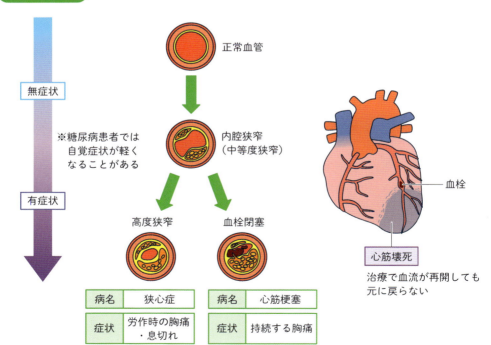

脳血管障害

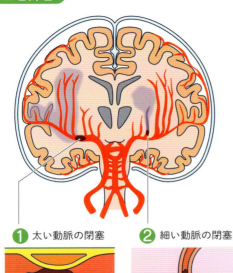

❶ アテローム血栓性脳梗塞：脳の太い動脈が動脈硬化によって閉塞することで発症します

❷ ラクナ梗塞：脳の深部を栄養する細い動脈（穿通枝）が閉塞することで発症します

● ほかには、心臓にできた血栓が血流にのって飛んで脳血管を閉塞して発症する心原性脳塞栓症があります

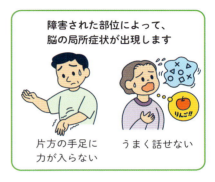

障害された部位によって、脳の局所症状が出現します

片方の手足に力が入らない　　うまく話せない

末梢動脈疾患

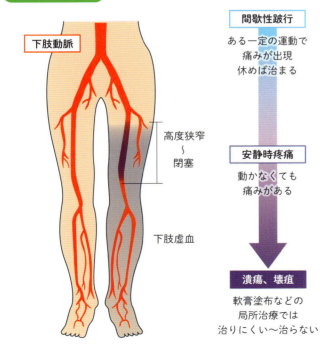

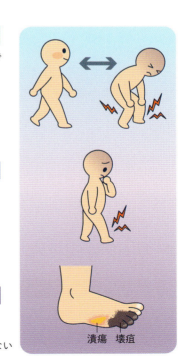

間歇性跛行
ある一定の運動で痛みが出現
休めば治まる

安静時疼痛
動かなくても痛みがある

潰瘍、壊疽
軟膏塗布などの局所治療では治りにくい〜治らない

潰瘍　壊疽

第2章　糖尿病の合併症

糖尿病性足病変とフットケア

公立豊岡病院組合立豊岡病院 看護部 糖尿病看護認定看護師　畑中友紀（はたなか・ゆき）

糖尿病性足病変とは

　糖尿病患者では、高血糖が長く続くことによって神経障害や血流障害が生じ、さまざまな足病変が起こりやすくなります。足病変とは、足に生じるさまざまなトラブルを意味しており、トラブルが重なると潰瘍や壊疽に進行しやすくなります。いったん潰瘍や壊疽が起こると、なかなか治らないのも糖尿病患者の特徴です。

　糖尿病性足病変を予防するためには、小さなトラブルを見逃さないことがとても重要です。また、足病変を起こしやすい身体状況や生活環境にも目を向け、トラブルが起こらないよう、日々の生活のなかで足に向き合う時間をつくり、足のケアを意識することが大切です。

糖尿病性足病変の関連因子

1. 見逃しがちなトラブル

　小さな傷、発赤が大きな足病変につながる場合があるため、注意が必要です。深爪や爪の切り残し、食い込んだ爪は足を傷つける原因の一つです。また、血流障害のため末梢まで水分がいきわたらず、足底や足趾が乾燥して亀裂が入り、傷に発展する場合があります。さらに、糖尿病があると感染症にかかりやすくなり、足底や足趾間、爪に白癬（水虫）が発生する可能性が高まります。外反母趾、内反小趾も足を傷つける原因となります。靴ずれや胼胝（たこ）・鶏眼（うおのめ）から潰瘍をきたす場合もあります。

2. 注意すべき身体状況や生活環境

　加齢や視力障害によって異変に気づきにくい場合や、肥満や関節の異常のため足に手が届かないという場合があります。また、トラブルにつながりやすい生活習慣として、素足での生活、湯たんぽや足裏カイロの使用などがあります。足そのものだけでなく、靴にも注目しましょう。足に合っていない靴を購入したり、不適切な履きかたをしたりする人もいますし、職業柄スリッパや長靴を長時間履くという人もいます。

患者自身が行うフットケア

①**足をじっくり観察する**：入浴時や靴下を履くときなどを利用し、足底や足趾（足趾間も含めて）に傷や亀裂、水疱、乾燥がないか確認します。

②**足をていねいに洗い靴下を履く**：足の清潔を保つことも大切です。足を洗う際には足趾

の1本1本を触りながら、泡で優しく洗います。ゴシゴシ強くこする必要はありません。また、足を傷つけないように素足を避け、靴下を履いて生活しましょう。

③保湿クリームを塗る：入浴後や朝に靴下を履く前など、自分が塗りやすいタイミングで保湿クリームを塗ることをおすすめします。保湿クリームは安価で入手しやすいものでかまいません。季節に関係なく、毎日続けることが大切です。

④爪は切りすぎない：爪は指を守る大切な役割を担っています。指の先端を覆うようにカットし、角は切り落とさないようにしましょう。

⑤靴は履いて選ぶ：靴は同じサイズでもメーカーによって大きさがさまざまなため、きちんと試着して足に合った靴を選び、購入しましょう。履いたとき、つま先に1cm程度のゆとりがあり、靴底にクッション性のあるものがおすすめです。また、歩いたときにかかとがカパカパ脱げないよう、ひもや面ファスナーで足の甲を固定できるタイプを選びます。

⑥毎回靴の中を観察し靴ひもは締め直す：靴を履く前に、靴の中に異物がないか、インソールが劣化していないか、靴底が損傷していないかを確認しましょう。足の大きさは毎日微妙に違います。靴下の厚さも季節ごとに異なることが多いため、毎日かかとに合わせて靴を履き、ひもや面ファスナーを歩きやすい程度に締め直すとよいでしょう。

医療者と患者がともに行うフットケア

　糖尿病患者の予防的フットケアは、日々患者が行うセルフケアと、医療者が行う個別の援助によって成り立ちます。とくに、患者が行うセルフケアは一人ひとり違います。「どんなことならできるのか」「いつするのか」などを、患者と医療者がともに考えることが重要です。その際、年齢や身体状況、視力障害などを考慮して、無理のない範囲のケアを導き出すことも大切です。また、医療者として患者一人ひとりの足に目を向け、適切な時期にアドバイスを行いましょう。その際、声かけの言葉は重要です。患者は「足を見られたくない」と思っているため、突然「足を見せてほしい」と言われたら、困惑して拒否するでしょう。「歩きかたがすこし変わりましたね。何か足に異変はないですか」など、状況に合った声かけが必要です。また、足を守る強化月間を設定して、より多くの患者の足を見る機会をつくり、足病変についてみなに情報提供するのもよいでしょう。

引用・参考文献

1) 日本糖尿病教育・看護学会編．"足病変の予防方法""フットケアに必要なケア技術"．糖尿病看護フットケア技術．第3版．東京，日本看護協会出版会，2013，98-113.
2) 桜井祐子．"トータルフットケアの6つの手法"．サロンワークに役立つ実践フットケア．東京，フレグランスジャーナル社，2011，75-80.

糖尿病性足病変とは

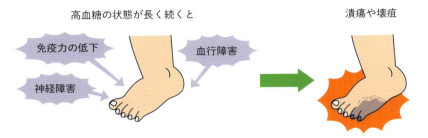

糖尿病性足病変の関連因子

見逃しがちなトラブル

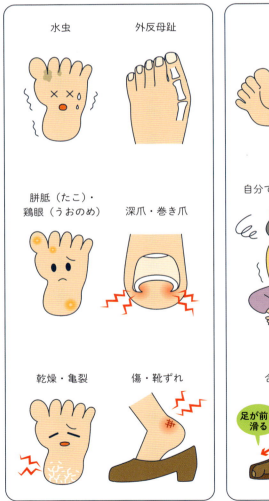

注意すべき身体状況や生活環境

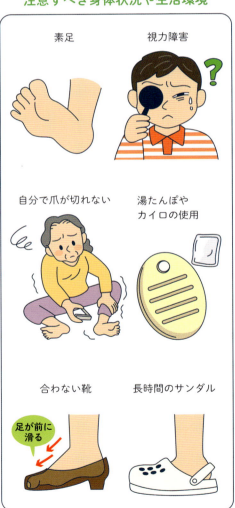

患者自身が行うフットケア

足をじっくり観察する
足底や指のあいだまで、傷や亀裂、水疱、乾燥がないか毎日観察しましょう

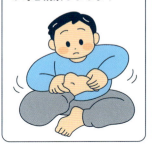

足をていねいに洗い靴下を履く
足を洗うときは強くこすらず、泡で優しく洗います
足を傷から守るために靴下を履いてください

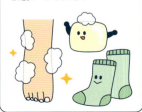

保湿クリームを塗る
保湿クリームを、自分のつけやすいタイミングで塗布します

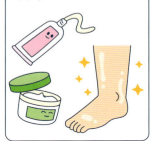

爪は切りすぎない
爪は指の先端を覆う長さにカットし、爪の角は切り落とさないようにしてください

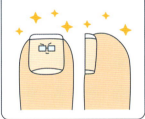

靴は履いて選ぶ
足に合った靴を購入することが大切です
ひもや面ファスナーで足の甲を固定できるタイプを選びましょう

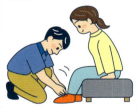

毎回靴内を観察し靴ひもは締め直す
靴を履く前に異物が入っていないか、インソールの劣化や靴底の損傷がないか確認してください
靴ひもや面ファスナーは毎回締め直しましょう

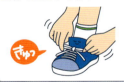

医療者と患者がともに行うフットケア

フットケア外来

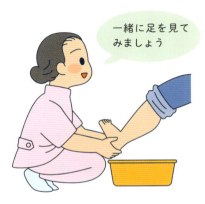

フットケアの啓発活動

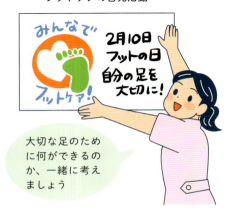

第2章 糖尿病の合併症

⑦ 糖尿病と歯周病

公立豊岡病院組合立豊岡病院 歯科口腔外科・矯正歯科 部長　**田中太邦**（たなか・たかくに）

糖尿病の合併症としての歯周病

　日本における糖尿病患者数は約1,000万人に達し、境界型の人を含めると約2,000万人にもなると推定されています。糖尿病は、持続的な高血糖状態による細小血管の障害をおもな機序とし、細小血管症である糖尿病性神経障害、糖尿病網膜症、糖尿病性腎症、大血管症である冠動脈疾患、脳血管障害（脳卒中）などの合併症をひき起こす疾患です。近年、これらの合併症にくわえて、歯周病も糖尿病の第6の合併症として注目されています。

糖尿病と歯周病の関係

1. 高血糖による歯周組織への影響

　歯周病は、とくにグラム陰性嫌気性細菌感染による慢性の炎症性疾患であり、日本人の二人に一人が罹患する身近な疾患です。歯周病は永久歯を失う最大の原因とされ、硬組織（歯槽骨）および軟組織（歯肉）の破壊を伴います。

　糖尿病患者では、高血糖状態が歯周病に対してとくに強い影響を及ぼします。具体的には、高血糖による脱水状態が口腔内の乾燥をひき起こし、自浄作用の低下を招き、これによって歯肉炎が発生しやすくなります。また、白血球の機能低下による免疫力の低下、終末糖化産物（AGEs）の蓄積による歯周組織の変性および機能低下もみられます。さらに高血糖環境下では、単球から大量の炎症性サイトカインが放出され、局所の炎症反応が促進されるとともに、骨組織の吸収が進行します。

2. 歯周病が糖尿病に与える影響

　糖尿病は全身疾患であるため、歯周組織もその影響を受けることは容易に想像できます。しかし、歯周炎が単なる口腔内の問題にとどまらず、全身疾患である糖尿病の悪化にも寄与していることが、近年の研究であきらかにされています。

　歯周組織から侵入した細菌や局所で産生された炎症性サイトカインが血流に乗って全身に影響を及ぼすことで、インスリン抵抗性が増大して血糖管理が悪化します。具体的には、歯周炎に罹患した組織から持続的に供給される微量の炎症性サイトカインやグラム陰性嫌気性細菌の産生する内毒素が血中の単球を活性化し、これが脂肪組織に移行してマクロファージに分化します。このマクロファージが脂肪細胞との相互作用を通じて、脂肪細胞からの炎症性サイトカイン分泌を亢進させ、炎症を抑制するサイトカインの分泌を抑制することで、全身性の炎症反応をひき起こします。その結果、インスリン抵抗性がさらに上昇

し、血糖値の管理が一層困難になるという悪循環が生じます。

3. 糖尿病と歯周病は相互に影響する

　このように、糖尿病と歯周病は相互に影響しあう関係にあるため、歯周病の管理は糖尿病の管理においても重要であり、逆もまた同様に重要です。実際に、糖尿病の治療を行うことでHbA1cの低下に伴って歯肉出血の減少が認められた報告や[1]、糖尿病治療薬の使用により歯周炎の改善が示唆された例などがあります[2]。逆に、歯周病の基本治療後3〜4か月でHbA1c値が0.4%低下するというメタ解析や[3]、2型糖尿病患者のHbA1c値が3か月で0.5%以上低下するというランダム化比較試験の系統的レビューもあります[4]。

糖尿病治療としての歯周病の管理

　全身疾患である糖尿病による歯周病への影響は、易感染性の観点から、治療を受ける側にとっては比較的理解しやすいのではないかと考えられます。しかし、歯周病の管理が良好に行われることが糖尿病の病状を改善することにつながっている点については、まだまだ医療者と患者のあいだに認識のギャップがあります。

　今後も、糖尿病治療のためには糖尿病専門医の管理のもと、食事療法や運動療法、インスリン製剤を含めた薬物療法などを行うことが重要ですが、併せて定期的に歯科を受診し、適切に歯周病の管理を行うこともまた必要です。糖尿病連携手帳や糖尿病・歯周病医科歯科連携手帳などを活用しつつ、より緊密な連携を行うことが望まれます。

引用・参考文献

1）Katagiri, S. et al. Effect of glycemic control on periodontitis in type 2 diabetic patients with periodontal disease. J. Diabetes Investig. 4（3），2013, 320-5.

2）Neves, VCM. et al. Repurposing Metformin for periodontal disease management as a form of oral-systemic preventive medicine. J. Transl. Med. 21（1），2023, 655.

3）Simpson, TC. et al. Treatment of periodontal disease for glycaemic control in people with diabetes. Cochrane Database Syst. Rev. 12（5），2010, CD004714.

4）Chen, YF. et al. Baseline HbA1c Level Influences the Effect of Periodontal Therapy on Glycemic Control in People with Type 2 Diabetes and Periodontitis : A Systematic Review on Randomized Controlled Trails. Diabetes Ther. 12（5），2021, 1249-78.

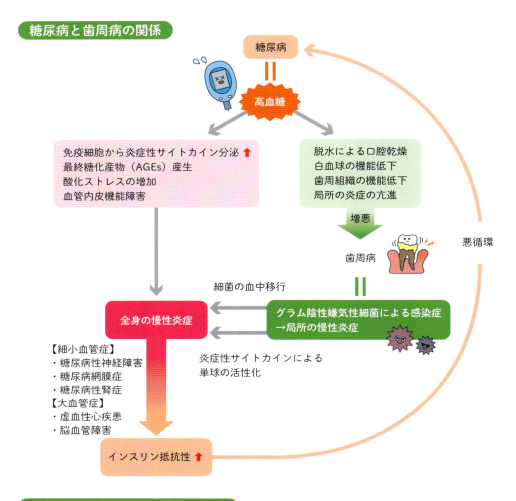

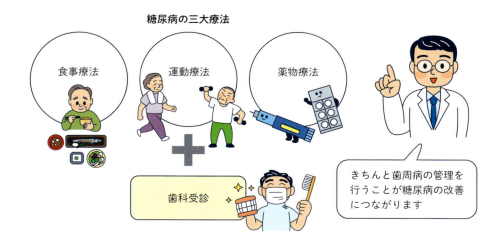

⑧ 高血圧、肥満、メタボリックシンドローム

大阪公立大学大学院 医学研究科 代謝内分泌病態内科学 病院講師 **角谷佳則**（かくたに・よしのり）
大阪公立大学大学院 医学研究科 代謝内分泌病態内科学・腎臓病態内科学 教授 **繪本正憲**（えもと・まさのり）

糖尿病と高血圧

　糖尿病患者では高血圧を合併しやすく、その頻度は非糖尿病患者の約2倍とされています。高血圧は糖尿病の細小血管症や心血管疾患の危険因子であるため、合併症予防の観点でも十分な血圧管理が重要です。日本高血圧学会による『高血圧治療ガイドライン2019』で、糖尿病合併高血圧患者の降圧目標は収縮期血圧130mmHg未満、拡張期血圧80mmHg未満と設定されています[1]。

糖尿病と肥満

　肥満とは脂肪組織に脂肪が過剰に蓄積した状態で、体格指数（BMI）25kg/m^2以上のものと定義されています[2]。BMIは「体重（kg）／［身長（m）×身長（m）］」で求められます。肥満はインスリン抵抗性をひき起こし、2型糖尿病の発症リスクを高めます。肥満がある人では、体重減少によって2型糖尿病の発症リスクが低下することも知られています[3]。さらにBMI 25kg/m^2以上30kg/m^2未満を肥満1度、30kg/m^2以上35kg/m^2未満を肥満2度、35kg/m^2以上40kg/m^2未満を肥満3度、40kg/m^2以上を肥満4度とし、肥満3度以上は高度肥満と判定されます。日本人は欧米人と比べ、肥満の程度が少なくても2型糖尿病を発症するリスクが高いことが知られています。

肥満症

1. 診断

　肥満があり、肥満に起因ないし関連する健康障害を合併する場合に肥満症と診断されます[2]。BMIによって、25kg/m^2以上35kg/m^2未満の肥満症と、BMI 35kg/m^2以上の高度肥満症を区別します。診断に必要な11の健康障害は、減量によってその予防や病態の改善が期待できるというエビデンスが蓄積されている疾患群です。また、内臓脂肪型肥満は健康障害の合併リスクが高いので、たとえ現在健康障害を伴っていなくても、腹部コンピュータ断層撮影（CT）検査などで内臓脂肪面積100cm^2以上が測定されれば、肥満症と診断します。

2. 治療目標

　肥満症の治療は、健康障害の予防および改善が目標となります。わが国の特定健康診査・特定保健指導の結果で、6か月間で3％体重減少することによって、血糖値、血圧、

脂質などの値に有意な改善が得られたことが示されています[4]。日本肥満学会の『肥満症診療ガイドライン2022』では、肥満症の人の最初3～6か月の減量目標は、現体重から3%と設定されています[2]。

高度肥満症では、静脈血栓症や心不全、呼吸不全といった生命予後に直結しうる疾患のリスクが高まるため、これらの発生に注意しつつ、現体重の5～10%と肥満症よりも大きな減量目標を設定します。肥満症治療ではリバウンドが生じやすいため、目標が達成できたあとも目標を再設定し、治療を継続することが重要です。

メタボリックシンドローム

心血管疾患の発症を、内臓脂肪の蓄積を起点として生じた代謝異常からつながるものととらえた概念が「メタボリックシンドローム」です。したがって、メタボリックシンドロームの診断には、内臓脂肪面積100cm^{2}以上に相当するウエスト周囲長である、男性85cm以上、女性90cm以上が必須となっています。これにくわえ、内臓脂肪蓄積の下流に位置する心血管疾患リスク因子である、脂質異常、血圧高値、高血糖のうち2項目以上を満たす場合にメタボリックシンドロームと診断されます[5]。肥満症の診断基準であるBMI 25kg/m^{2}以上であることは問いません。

多くの患者は、メタボリックシンドロームと肥満症の両方の基準を満たしますが、いずれか片方のみ基準を満たす、という患者も存在します。メタボリックシンドロームは内臓脂肪蓄積と心血管疾患発症リスクに着目しているのに対し、肥満症は肥満に伴うさまざまな健康障害と、減量によるそれらの改善に着目しており、疾患の概念が異なっています。

引用・参考文献

1) 日本高血圧学会高血圧治療ガイドライン作成委員会編. "糖尿病". 高血圧治療ガイドライン2019. 東京, ライフサイエンス出版, 2019, 124-6.
2) 日本肥満学会編. "肥満症治療と日本肥満学会が目指すもの". 肥満症診療ガイドライン2022. 東京, ライフサイエンス出版, 2022, 1-7.
3) 日本糖尿病学会編・著. "肥満：2型糖尿病の成因：環境因子". 糖尿病専門医研修ガイドブック：日本糖尿病学会専門医取得のための研修必携ガイド. 改訂第9版. 東京, 診断と治療社, 2023, 88.
4) Muramoto, A. et al. Three percent weight reduction is the minimum requirement to improve health hazards in obese and overweight people in Japan. Obes. Res. Clin. Pract. 8 (5), 2014, e466-75.
5) メタボリックシンドローム診断基準検討委員会. メタボリックシンドロームの定義と診断基準. 日本内科学会雑誌. 94 (4), 2005, 794-809.

糖尿病と高血圧

非糖尿病者と比べ、約2倍の合併率とされています

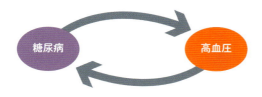

高血圧は糖尿病細小血管症の危険因子です

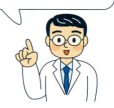

糖尿病合併高血圧患者の降圧目標は **130/80mmHg** です！

糖尿病と肥満

- 肥満は、脂肪組織に脂肪が過剰に蓄積した状態で、体格指数が25kg/m² 以上で判定されます
- 肥満はインスリン抵抗性をひき起こし、2型糖尿病の発症リスクを高めます

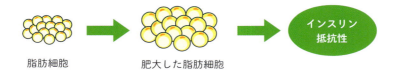

体格指数（BMI）による肥満度の判定

＊BMI＝体重（kg）／［(身長（m）× 身長（m）］

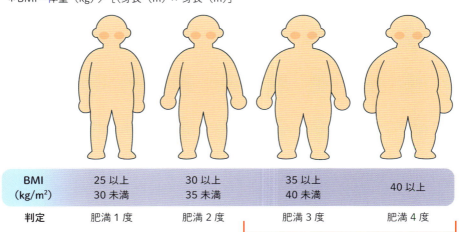

BMI (kg/m²)	25以上 30未満	30以上 35未満	35以上 40未満	40以上
判定	肥満1度	肥満2度	肥満3度	肥満4度

高度肥満（肥満3度・肥満4度）

日本肥満学会編．肥満症診療ガイドライン2022. 2022, 1-7. を参考に作成．

肥満症

診断

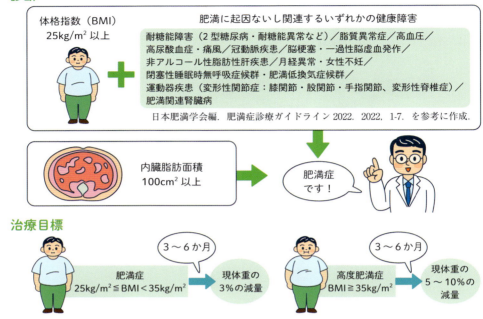

体格指数（BMI）25kg/m² 以上

＋

肥満に起因ないし関連するいずれかの健康障害
耐糖能障害（2型糖尿病・耐糖能異常など）／脂質異常症／高血圧／高尿酸血症・痛風／冠動脈疾患／脳梗塞・一過性脳虚血発作／非アルコール性脂肪性肝疾患／月経異常・女性不妊／閉塞性睡眠時無呼吸症候群・肥満低換気症候群／運動器疾患（変形性関節症：膝関節・股関節・手指関節、変形性脊椎症）／肥満関連腎臓病

日本肥満学会編. 肥満症診療ガイドライン2022. 2022, 1-7. を参考に作成.

内臓脂肪面積 100cm² 以上

肥満症です！

治療目標

肥満症 25kg/m² ≦ BMI < 35kg/m² → 3〜6か月 → 現体重の3％の減量

高度肥満症 BMI ≧ 35kg/m² → 3〜6か月 → 現体重の5〜10％の減量

メタボリックシンドローム

Q メタボリックシンドロームとは？

A 心血管疾患の発症を、内臓脂肪蓄積を起点として、その下流にある代謝障害からつながるものとしてとらえた疾患概念です

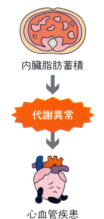

内臓脂肪蓄積 → 代謝異常 → 心血管疾患

Q どんなときに診断されるの？

A 内臓脂肪蓄積を示すウエスト周囲長を必須項目とし、脂質異常、血圧高値、高血糖のうち2つ以上の心血管リスク因子を有する場合に診断されます

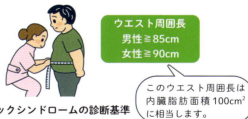

ウエスト周囲長
男性 ≧ 85cm
女性 ≧ 90cm

このウエスト周囲長は内臓脂肪面積100cm²に相当します。

メタボリックシンドロームの診断基準

以下3項目のうち2項目以上を満たす
1) 脂質異常
　中性脂肪値 ≧ 150mg/dL かつ／または
　HDLコレステロール値 < 40mg/dL（男女とも）
2) 血圧高値
　収縮期血圧 ≧ 130mmHg かつ／または拡張期血圧 ≧ 85mmHg
3) 高血糖
　空腹時血糖値 ≧ 110mg/dL

メタボリックシンドローム診断基準検討委員会. 日本内科学会雑誌. 94（4）, 2005, 794-809. を参考に作成.

第3章

糖尿病の
三大療法

1 糖尿病の三大療法とは

大阪市立総合医療センター 糖尿病・内分泌内科 部長　**細井雅之**（ほそい・まさゆき）

糖尿病治療の土台と柱

　かなり以前から、糖尿病治療の三大療法、三本柱といえば「食事療法」「運動療法」「薬物療法」といわれてきました。しかし最近の考え方としては、2024年の米国糖尿病学会の標準治療ステートメントによると、食事療法、運動療法は土台になっており、薬物療法が柱となって、治療目標である合併症抑制を支える形となっています[1]。

　糖尿病治療の目標は、糖尿病に伴う合併症の発症と進展を阻止し、糖尿病のない人と変わらない生活の質（QOL）を維持するとともに寿命を確保することです。そのためには代謝管理を十分に行い、体重や血糖値、血圧、血清脂質などの代謝プロフィールを良好な状態に保つことが重要です。それを達成するため、つねに食事・運動療法は基盤であり、目標を達成するために薬物療法が支えになるといえます。

　近年、糖尿病が原因でスティグマ（負の烙印）や社会的不利益、いわれのない差別が生じている場合があります。学会・患者団体・行政によるアドボカシー（支援）活動などを通じてこれを取り除くよう努力することも、健康な人と変わらない人生を目指すうえで大切な側面であるといえます。

コントロール目標

　細小血管症の発症・進展を予防する観点からは、HbA1cは7.0%未満を目指し、対応する血糖値としては空腹時血糖値130mg/dL未満、食後2時間血糖値180mg/dL未満をおおよそのめやすにします。しかし、これはあくまでめやすであり、患者の年齢や臓器障害、低血糖の危険性、社会的な状況などを勘案し、個別に設定すべきとされています。

　体重は、体重（kg）／［身長（m）］^{2}で求められるBMIが22～25kg/m^{2}となることを目標とし個々に目標体重を設定します。とくに高齢者のやせには注意しましょう。BMIが25kg/m^{2}以上の肥満の人は、当面は現体重から3%の減量を目指します。

　血清脂質は、LDLコレステロール120mg/dL未満（冠動脈疾患がある場合は100mg/dL未満）、早朝空腹時の中性脂肪150mg/dL未満、HDLコレステロール40mg/dL以上を目標にします。

　血圧は収縮期血圧130mmHg未満、拡張期血圧80mmHg未満を目標にします。

治療方針の決めかた

1. インスリン依存状態と非依存状態

　治療方針を決める際にもっとも大切なことは、患者がインスリン依存状態か非依存状態であるかを鑑別することです[2]。この判断を誤ると、生命にかかわる糖尿病性ケトアシドーシスを起こしてしまいます。

　所見として、①著しい高血糖（おおよそ 300～500mg/dL 以上）、②尿ケトン体陽性以上、③脱水状態、④反応が鈍い、⑤朦朧状態のうち、一つでも該当すればインスリン依存状態にあると考えて、専門医へ迅速に紹介、搬送する、あるいはインスリン療法を開始したほうがよいです。もし専門医への受診に時間がかかるときは、生理食塩水点滴 1～2L とレギュラーインスリン 5～10 単位の静脈注射を行い搬送します。尿量を少なくとも 1L/日に維持します。高齢者については心予備能などに注意しつつ行うことが必要です。

2. 1型糖尿病が疑われる場合

　1 型糖尿病が疑われるときにはただちにインスリン療法を開始します。発症早期からの強化インスリン療法が必要であり、糖尿病専門医との連携が望ましいです。とくに小児の場合は、成長に合わせた生活指導管理が必要で、小児糖尿病専門医との連携が重要です。

　インスリン療法において用いるインスリン製剤は、作用時間によって超速効型、速効型、混合型、中間型、配合溶解、持効型溶解に分類されています。低血糖はインスリン療法に伴う重要な副作用の一つであり、低血糖への対処法については、患者と家族や周囲の人たちに十分に理解してもらう必要があります。インスリン療法の場合でも、食事・運動療法などの糖尿病の基本的治療をおろそかにしてはいけませんし、肥満になってはいけません。

3. 糖尿病専門医へ紹介する場合

　以下の場合は、インスリン非依存状態でも、糖尿病専門医へ紹介を考慮するのが望ましいです。

①口渇・多尿・体重減少などの症状がある場合

②低血糖を頻繁にくり返し、糖尿病治療の見直しが必要な場合

③糖尿病急性増悪やステロイド薬の使用、膵疾患や感染症に伴い、血糖値の急激な変化を認めた場合

④周術期あるいは手術に備えて厳格な血糖管理を必要とする場合

⑤糖尿病の患者教育が改めて必要になった場合

⑥内因性インスリン分泌が高度に枯渇している可能性がある場合

4. インスリン非依存状態

　2 型糖尿病の大部分はインスリン非依存状態です。インスリン非依存状態の場合は、生活習慣改善に向けて糖尿病教育を行ったうえで、病態や合併症に沿った食事療法、運動療法をただちに開始します。生活習慣改善を 2～3 か月程度試みても目標の血糖値を達成で

きない場合には、経口血糖降下薬やGLP-1受容体作動薬の注射を開始します。

経口血糖降下薬には、インスリン分泌を促進するもの、インスリン抵抗性を改善するもの、小腸での糖質の消化・吸収を遅延させるもの、インクレチン作用を増強するもの、腎臓での糖の排泄を促進するものなどがあります。GLP-1受容体作動薬はインスリン分泌の促進、グルカゴン分泌の抑制、食欲の抑制など多岐にわたる作用をもった注射製剤です。しかしインスリン依存状態（1型など）への適応はありません。2型糖尿病であっても、罹病期間の長期化などによって経口血糖降下薬では十分な血糖値の管理ができない場合は、インスリン療法を併用することが少なくありません。

5. 食事療法

糖尿病の代謝異常を是正するために、①適正なエネルギー量、②栄養素のバランス、③規則正しい食習慣を守ります。

6. 運動療法

血糖値の管理状況、合併症の有無と程度、年齢、体型、体力を評価したうえで、適切な運動を処方します。運動計画は患者とともに立案し、達成が可能な範囲内ですこしずつ目標を上げていきます。

7. 高血圧症と脂質異常症

大血管症（動脈硬化）の発症予防においては、治療早期から高血糖以外のリスク因子も包括的に管理する必要があります。具体的には、高血圧症、脂質異常症、喫煙などがあげられます。

8. 禁煙

喫煙は大血管症、とくに虚血性心疾患や末梢動脈疾患（PAD）の重要な危険因子です。高血圧症や脂質異常症などの多くの危険因子を有する糖尿病患者では、とくに厳格に禁煙を指導する必要があります。

クリニカルイナーシャ防止

糖尿病治療目標においては、発症早期からの治療開始によって良好な血糖マネジメントを生涯にわたり維持することがもっとも重要です。ところが、実際には治療の強化が必要なのにそれができない状況や、新しく糖尿病と診断されているのに治療が開始されない状況などがあり、これはクリニカルイナーシャ（臨床的な惰性）といわれています。クリニカルイナーシャを防止し、すこしでも早く治療目標を達成するようにしていきたいものです。

引用・参考文献

1) American Diabetes Association Professional Practice Committee. 10. Cardiovascular Disease and Risk Management : Standards of Care in Diabetes-2024. Diabetes Care. 47（Suppl 1）, 2024, S179-218.
2) 日本糖尿病学会編・著. "治療方針の立て方". 糖尿病治療ガイド2022-2023. 東京, 文光堂, 2022, 36-42.

糖尿病治療の土台と柱

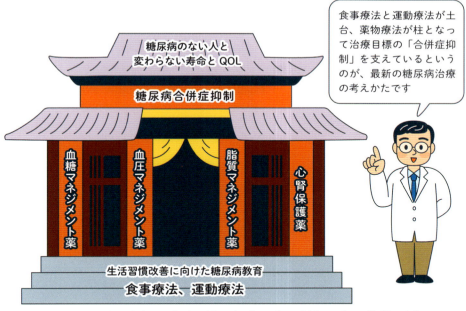

食事療法と運動療法が土台、薬物療法が柱となって治療目標の「合併症抑制」を支えているというのが、最新の糖尿病治療の考えかたです

American Diabetes Association Professional Practice Committee. Diabetes Care. 47（Suppl 1）, 2024, S179-218. を参考に作成.

コントロール目標

血糖値

HbA1c 7.0％未満
＊対応する血糖値は空腹時血糖値 130mg/dL 未満、食後2時間血糖値 180mg/dL 未満
＊患者の状態に合わせ個別に設定すべき

血清脂質

LDL コレステロール 120mg/dL 未満（冠動脈疾患がある場合は 100mg/dL 未満）
中性脂肪 150mg/dL 未満（早朝空腹時）
HDL コレステロール 40mg/dL 以上

体重

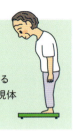

BMI 22〜25kg/m²
＊とくに高齢者のやせに注意する
＊BMI が 25kg/m² 以上の人は現体重の 3％減を目指す

血圧

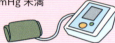

収縮期血圧 130mmHg 未満
拡張期血圧 80mmHg 未満

治療方針の進め方

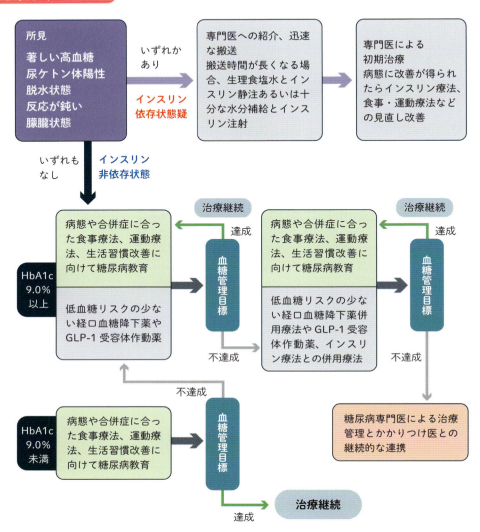

日本糖尿病学会編・著. 糖尿病治療ガイド 2022-2023. 2022, 36-42. を参考に作成.

クリニカルイナーシャ

「クリニカルイナーシャ」とは「臨床的な惰性」という意味で、治療の強化が必要なのにそれができない状況、新しく糖尿病と診断されているのに治療が開始されない状況などのことです。クリニカルイナーシャを防止し、すこしでも早く治療目標の達成を目指しましょう

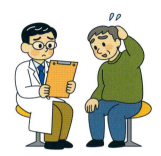

② 炭水化物

公立豊岡病院組合立豊岡病院 栄養技術科　田路真由（とおじ・まゆ）

炭水化物とは

　炭水化物が血糖値に影響することはよく知られていますが、炭水化物と一言にいっても
さまざまな分類があり、それぞれ消化・吸収の機序は異なります。大きく分類すると、ヒ
トの消化酵素で消化され、体内に吸収されエネルギー源となる「糖質」と、消化されず、
体内に吸収されない「食物繊維」に分けられます。糖質の最小単位は単糖類で、この形で
体内に吸収されます。次に大きな糖質は、単糖類が2つつながった二糖類です。われわれ
の身近に存在している砂糖に含まれるショ糖（スクロース）、牛乳に含まれる乳糖は二糖類
です。ただし、牛乳の糖質は全体の4.4%で、たんぱく質や脂質も含まれています。

　単糖類が3〜9個程度つながったものはオリゴ糖、単糖が10個以上つながったものは
多糖類です。くだものに含まれる糖質は、ブドウ糖（グルコース）、果糖（フルクトース）、
ショ糖です。米や小麦、とうもろこし、そばなどの穀類やいも類には多糖類であるでんぷ
んが含まれています。また、これらの食品には食物繊維やビタミン、ミネラルも含まれて
います。

炭水化物の代謝

1. 糖質の消化と吸収

　糖質は「ヒトの消化酵素で消化され、体内に吸収され、エネルギー源となる」と説明し
ましたが、それがどのように吸収されて血糖値に影響するのでしょうか。それは糖質の大
きさによって異なります。

　穀類やいも類に多く含まれる比較的大きなでんぷんは、口腔内で咀嚼されることで唾液
に含まれる消化酵素（α-アミラーゼ）によって消化されます。口腔内で消化しきれなかっ
た未消化のでんぷんも消化管をとおり、膵臓から分泌される消化酵素（α-アミラーゼ）や
腸液に含まれる消化酵素によって、単糖類であるブドウ糖まで消化され、小腸粘膜上皮細
胞から吸収されます。

　比較的小さい糖類は、唾液や膵液に含まれるα-アミラーゼの消化を必要としません。そ
のままの形で小腸まで流れ、小腸で単糖類へと消化され、吸収されます。

2. 糖質の輸送とはたらき

　小腸粘膜上皮細胞で吸収されたブドウ糖などの単糖類は、まず肝臓に運ばれ、肝臓から
全身の血液に送られます。血液中のブドウ糖のことを「血糖」と呼びます。血糖のおもな

はたらきは各臓器にエネルギーを供給することで、ブドウ糖には 4kcal/g のエネルギーがあります。とくに、脳（神経組織）や赤血球などは炭水化物を唯一のエネルギー源とする臓器であるため、炭水化物は非常に重要な栄養素となります。

　食事に伴い血糖値が上昇すると、ブドウ糖はインスリンの作用によって肝臓や筋肉細胞、脂肪細胞に取り込まれます。反対に血糖値が低下してくると、肝臓に貯蔵されているグリコーゲンが分解されてブドウ糖となり、血液に送られ、血糖値を維持します。また、筋肉細胞内のたんぱく質や脂肪細胞の中性脂肪も分解され、肝臓内でのグルコース合成に使われます。このようなはたらきで血糖値は一定に保たれています。

食事の工夫点

1. 各栄養素の血糖値への影響

➡ 栄養素のバランス

　各栄養素によって、摂取後の血糖値の変化は異なります。糖類は摂取されると短時間で血糖値を上げ、たんぱく質や脂質は摂取後ゆるやかに血糖値を上昇させます。このように炭水化物は食後の血糖値に影響します。比較的小さな糖類は消化の過程が少ないので、より短期間で高血糖をひき起こしやすいです。また、炭水化物に偏った食事では食後高血糖を招いてしまうため、主食（炭水化物を多く含むご飯やパン、めん類）、主菜（たんぱく質を多く含む肉や魚介類、卵、大豆製品のおかず）、副菜（食物繊維を多く含む野菜や海藻類、きのこ、こんにゃくなどのおかず）のそろった、バランスのよい食事が基本です。

➡ 食べるスピード

　食事内容だけではなく、食べかたも血糖値に影響します。よくかんでゆっくり食べると食物の腸への流れ込みがゆるやかになり、吸収が穏やかになります。ほかにも、味を感じやすくなり減塩につながる、満腹中枢を刺激し満腹感が得られやすい、ゆったりとした食事時間を過ごし心が満たされて食べすぎを防ぐことにつながる、といった効果があります。

➡ 食べる順序

　主食でなく主菜や副菜から食べ始めると、食後の血糖上昇が抑制されます。食物繊維には栄養素の吸収をゆるやかにするはたらきがあります。しかし「副菜だけでお腹がいっぱいになり、主食や主菜が十分に食べられなくなる」という人は、エネルギーやたんぱく質が不足し、低栄養や筋肉量の低下につながりやすいです。そういった人には、たんぱく質を多く含む主菜から食べ始めることをおすすめします。

2. 間食の影響

　菓子類やジュース類に含まれる糖質は消化をあまり必要としないため、摂取すると急激に血糖値が上がりやすく、血糖値が乱れる原因となります。また、間食で満腹になって食事を抜くと、必要な栄養素が不足してしまうので、3 食で規則正しく食事をすることが基

本となります。間食をする場合は、菓子類の代替としてナッツ類や乳製品など炭水化物の少ない食品を選択すると、血糖値への影響は少なくなります。しかし、これらは食塩やエネルギー量が多いものもあるため、栄養成分表示で栄養量を確認することも有効です。

引用・参考文献

1) 厚生労働省.「日本人の食事摂取基準（2020年版）」策定検討会報告書.（https://www.mhlw.go.jp/stf/newpage_08517.html, 2024年6月閲覧).
2) 香川明夫監修. "乳類". 八訂 食品成分表2024. 東京, 女子栄養大学出版部, 2024, 218-9.
3) 日本病態栄養学会編. "栄養素の代謝と生理機能". 病態栄養専門管理栄養士のための病態栄養ガイドブック. 改訂第6版. 東京, 南江堂, 2019, 20-1.
4) 野﨑あけみほか. "血糖変動・血糖トレンド・血糖スパイク". 糖尿病食事療法パーフェクト指導BOOK：患者に楽しく継続してもらえるコツが満載！ 糖尿病ケア2018年秋季増刊. 野﨑あけみ編. 大阪, メディカ出版, 2018, 33-5.
5) 佐野喜子. 1型糖尿病患者. 糖尿病ケア. 17（7）, 2020, 614-6.
6) 岡垣雅美ほか. 間食がやめられない患者. 前掲書5). 648-53.

炭水化物とは

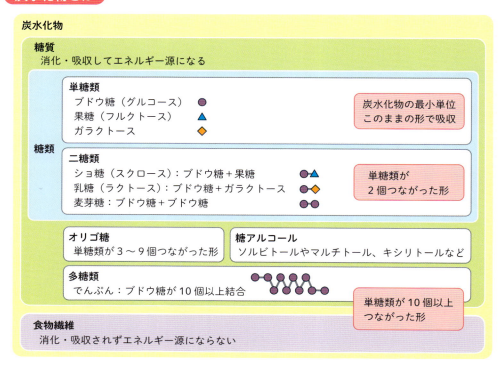

炭水化物の代謝

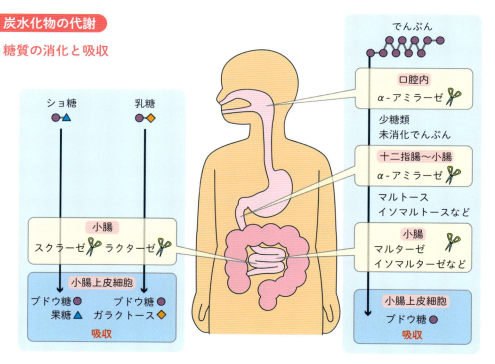

糖質の輸送とはたらき

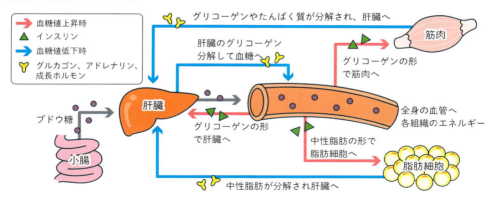

食事の工夫

各栄養素の血糖値への影響

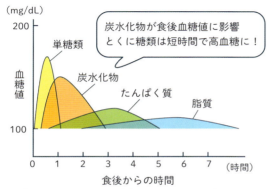

炭水化物が食後血糖値に影響 とくに糖類は短時間で高血糖に！

- 主食、主菜、副菜のそろった食事をとる
- 「おかず（主菜・副菜）」から先に食べる
- よくかんでゆっくり食べる
- 3食規則正しく食べる
- 間食や清涼飲料水を控える

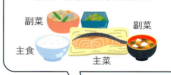

佐野喜子. 糖尿病ケア. 17（7）, 2020, 614-6. を参考に作成.

間食の影響

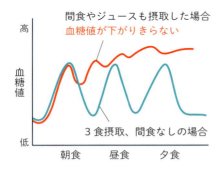

間食やジュースも摂取した場合 血糖値が下がりきらない

3食摂取、間食なしの場合

ある清涼飲料水の栄養成分表示を見ると……

栄養成分表示（100mLあたり）	
エネルギー	41kcal
たんぱく質	0g
脂質	0g
炭水化物	10.2g
食塩相当量	0g

1本（500mL）飲んだら
10.2g×5＝**51g**
スティックシュガー（3g/本）
17本分！

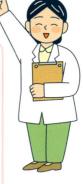

岡垣雅美ほか. 糖尿病ケア. 17（7）, 2020, 648-53. を参考に作成.

第3章 糖尿病の三大療法

③ たんぱく質

公立豊岡病院組合立豊岡病院 栄養技術科 係長　井上なつみ（いのうえ・なつみ）

たんぱく質とは

　たんぱく質は体重の約15%程度を占め、その6割程度は筋肉に存在し、残りは血液や内臓組織に含まれています[1,2]。摂取したたんぱく質は、胃内でペプシン、十二指腸内で膵液中に含まれるトリプシンやキモトリプシン、小腸内で腸液中に含まれるペプチダーゼによって加水分解され、アミノ酸、ジペプチド、またはトリペプチドの形態となります。そして小腸粘膜上皮細胞から吸収され、門脈を通じて各組織に運ばれて、体に必要なたんぱく質に再合成されます[3]。

　たんぱく質は体をつくる構成要素であるだけでなく、酵素やホルモンなどの体の機能を調節するという大切な役割を果たしています。そのため、不足すると免疫機能が低下して抵抗力が弱くなり、さまざまな病気にかかりやすくなります。また、たんぱく質は骨格筋量や筋力などの身体機能に大きく影響し、摂取量とフレイルのリスクとの関連がみられることがわかっています。血糖値の上昇自体が筋肉の減少をひき起こすことも報告されています[4]。

筋肉になりやすい良質のたんぱく質

1. たんぱく質とアミノ酸

　たんぱく質は20種類のアミノ酸から構成されています。アミノ酸のうち、バリン、ロイシン、イソロイシン、スレオニン、メチオニン、リジン、フェニルアラニン、トリプトファン、ヒスチジンの9種類は、体内で必要量を合成できないため、食事から摂取する必要があります。これらのアミノ酸を「必須アミノ酸」といいます。

2. アミノ酸スコアが100の食品

　良質のたんぱく質の指標になるものが、国際機関（国際連合食糧農業機関［FAO］／世界保健機関［WHO］／国際連合大学［UNU］）によって定義された、体たんぱく合成に理想的なアミノ酸組成を示したアミノ酸評点パターンです。たんぱく質の栄養価は、各必須アミノ酸について評点パターンの数値を100としたときの割合で求められます。その食品のなかでもっとも低いアミノ酸（第一制限アミノ酸）の値がアミノ酸スコアとよばれ、その食品のたんぱく質の栄養価となります。

　アミノ酸スコアの高い食品には魚、肉、卵、大豆、乳製品などがあります[5]。また、9種類の必須アミノ酸のうちバリン、ロイシン、イソロイシンの3種類は側鎖に枝分かれ構

造を有するアミノ酸で、分岐鎖アミノ酸（BCAA）とよばれます[1, 2]。近年、BCAA の骨格筋に対する作用が注目されています。なかでも、おもにロイシンは筋肉合成のスイッチを押すようにはたらいて筋たんぱく合成を促進し、分解を抑制するはたらきがあると考えられています[1, 2]。

たんぱく質はどれだけ食べたらいいの？

　日本人の食事摂取基準によると、年齢、性別、妊娠中や授乳中で必要なたんぱく質量は異なり、男性 15〜64 歳の推奨量は 65g/ 日、65 歳以上は 60g/ 日、女性 15〜17 歳の推奨量は 55g/ 日、18 歳以上は 50g/ 日です[6]。フレイルおよびサルコペニアの発症予防を目的とした場合、65 歳以上の高齢者では少なくとも 1.0g/kg 体重 / 日以上のたんぱく質を摂取することが望ましいと考えられています[6]。

　糖尿病性腎症の発症や進展予防の観点からは、たんぱく質摂取量の上限をエネルギー摂取量の 20％未満とすることが望ましいとされています。ただし、栄養障害やサルコペニア、フレイルのリスクを有する症例（とくに高齢者）では、重度の腎機能障害がなければ十分なたんぱく質をとる必要があります。糖尿病性腎症第 3 期（顕性腎症期）の場合は低たんぱく質食（0.8〜1.0g/kg 目標体重 / 日）を考慮してもよいとされています。低たんぱく質食を実施する際には、エネルギーの摂取量（普通の労作で 30〜35kcal/kg 目標体重）の十分な確保が必要であり、より大きいエネルギー係数を考慮することが重要です[7]。エネルギー量は白飯と変わらず、たんぱく質がほぼ含まれない低たんぱくご飯などのような特殊な食品を活用すると、エネルギーが確保しやすくなります。

筋肉になりやすいたんぱく質のとりかた

　筋肉量を維持・増加するためには、適切なたんぱく質量を摂取することが必要です。なお、夕食に偏って摂取する場合と 3 食で均等に摂取した場合の筋肉合成に与える作用についての研究があり、それによると 1 日のたんぱく質摂取量が同じでも、3 食で均等にたんぱく質を摂取するほうが夕食に偏るよりも筋肉合成率が高かったと報告されています[8]。1 食にたくさん摂取すればするほど合成が高まるわけではなく、3 食バランスよく適切な量のたんぱく質を摂取することが、筋肉量の維持・増加には重要です。

　1 食抜いている場合は、まず 3 食とることを意識します。3 食食べていながらたんぱく質が不足している場合は、ふだんの食事にツナ缶や納豆、ヨーグルト、きな粉など手軽にとれる、たんぱく質を多く含む食品を足すことも有用です。

引用・参考文献
1) 羽生大記．"たんぱく質・アミノ酸の代謝"．保存版 消化・吸収・代謝と栄養素のすべてがわかるイラスト図鑑．ニュートリションケア 2020 年秋季増刊．ニュートリションケア編集室編．大阪，メディカ出版，2020，80-3．

2) 羽生大記. "分岐鎖アミノ酸（BCAA)". 前掲書1). 84-7.

3) 新井英一ほか. "たんぱく質". イラストで楽しくまなぶ 転ばぬ先の生化学：栄養治療に役立つ! 栄養素のはたらきがわかる! ニュートリションケア2023年冬季増刊. 北島幸枝編. 大阪, メディカ出版, 2023, 10-5.

4) Hirata, Y. et al. Hyperglycemia induces skeletal muscle atrophy via a WWP1/KLF15 axis. JCI. Insight. 4（4), 2019, e124952.

5) 文部科学省. 日本食品標準成分表2020年版（八訂)アミノ酸成分表編.（https://www.mext.go.jp/content/20201225-mxt_kagsei-mext_01110_021.pdf, 2024年5月閲覧).

6) 厚生労働省. "たんぱく質".「日本人の食事摂取基準（2020年版)」策定検討会報告書. 伊藤貞嘉ほか監修. 東京, 第一出版, 2020, 106-26.

7) 日本糖尿病学会編・著. "糖尿病性腎症". 糖尿病治療ガイド2022-2023. 東京, 文光堂, 2022, 86-7.

8) Mamerow, MM. et al. Dietary protein distribution positively influences 24-h muscle protein synthesis in healthy adults. J. Nutr. 144（6), 2014, 876-80.

9) 香川明夫監修. 八訂 食品成分表2024. 東京, 女子栄養大学出版部, 2024, 840p.

10) 文部科学省. 日本食品標準成分表（八訂)増補2023年.（https://www.mext.go.jp/a_menu/syokuhinseibun/mext_00001.html, 2024年6月閲覧).

たんぱく質とは

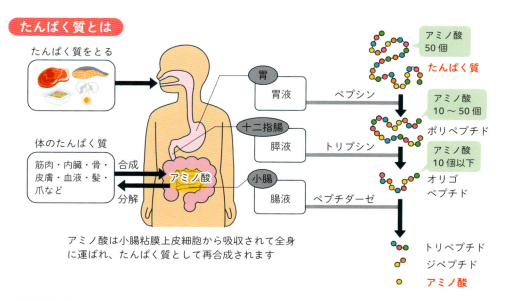

アミノ酸は小腸粘膜上皮細胞から吸収されて全身に運ばれ、たんぱく質として再合成されます

筋肉になりやすい良質のたんぱく質

たんぱく質とアミノ酸

たんぱく質は20種類のアミノ酸から構成されています。体内に20種類のアミノ酸が十分にある（アミノ酸スコアが高い）状態でなければ、必要量のたんぱく質が再合成されません

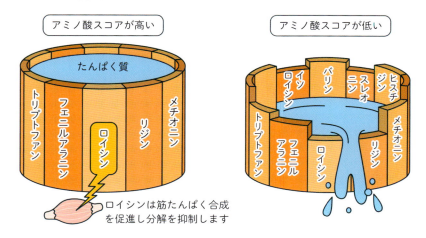

ロイシンは筋たんぱく合成を促進し分解を抑制します

アミノ酸スコアが100の食品

さけ	あじ	まぐろ
鶏肉	豚肉	牛肉
豆腐	卵	牛乳	ヨーグルト

これらのアミノ酸スコアが高い食品は、体内で必要量を合成できず食事から摂取しなければならない「必須アミノ酸」が十分に含まれています

第3章 糖尿病の三大療法

たんぱく質はどれだけ食べたらいいの？

たんぱく質の1日の食事摂取基準（推奨量）

 男性

15～64歳	65g
65歳以上	60g

 女性

15～17歳	55g
18歳以上	50g

1食だと20g前後が目安です

厚生労働省．「日本人の食事摂取基準（2020年版）」策定検討会報告書．2020, 106-26. を参考に作成.

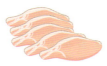
豚ロース薄切り（生）
5枚（80g）
たんぱく質 13.8g

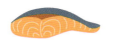
さけ（生）
1切れ（80g）
たんぱく質 14.9g

牛乳
コップ1杯（180mL）
たんぱく質 5.4g

卵
Mサイズ（50g）
たんぱく質 5.7g

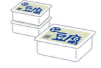
木綿豆腐
ミニパック（150g）
たんぱく質 10.1g

香川明夫監修．八訂 食品成分表2024. 2024, 840p.
文部科学省．日本食品標準成分表（八訂）増補2023年．を参考に作成.

これらをすべて食べると約50g/日のたんぱく質がとれます
たとえば150gのご飯3食分のたんぱく質（約10g）を含めると
主食と主菜だけで約60g/日になります

筋肉になりやすいたんぱく質のとりかた

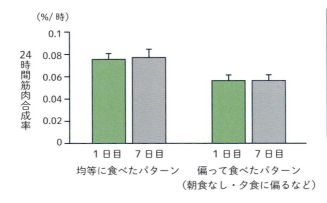

筋肉を効率よくつくるには、朝・昼・夕の食事でたんぱく質を均等にとることが重要です

Mamerow, MM. et al. J. Nutr. 144 (6), 2014, 876-80. を参考に作成.

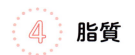
脂質

松江赤十字病院 栄養課 主任　乙社あかり（おっこそ・あかり）
松江赤十字病院 栄養課 課長補佐　安原みずほ（やすはら・みずほ）

脂質とは

1. 脂質の役割

　脂質は炭水化物、たんぱく質と並ぶエネルギー産生栄養素の一つです。炭水化物やたんぱく質に含まれるエネルギーは4kcal/gであるのに対し、脂質は9kcal/gと効率のよいエネルギー源です。また細胞膜の主要な構成成分であり、脂溶性ビタミン（A、D、E、K）やカロテノイドの吸収を助けるはたらきがあります。さらに、ステロイドホルモンやビタミンDの前駆体にもなります[1]。

2. 脂質を構成する脂肪酸

　脂質を構成する重要な成分である脂肪酸は、飽和脂肪酸と不飽和脂肪酸に分類されます。不飽和脂肪酸のうち、リノール酸、α-リノレン酸、アラキドン酸、EPA、DHAは必須脂肪酸であり、体に不可欠なものです。そのため、脂質はわれわれにとって必要な栄養素といえます。

脂質の摂取基準

　糖尿病の食事療法は『日本人の食事摂取基準（2020年版）』[2]に準拠するとされています。そのため、以下が脂質の摂取基準とされています[3]。

①脂質摂取量比率（総エネルギー摂取量に占めるべき割合）は20～30％エネルギーとし、飽和脂肪酸は7％以下とする。

②糖尿病が動脈硬化性疾患の最大のリスクであることから、脂質の比率が25％エネルギーを上回る場合は飽和脂肪酸を減らし、多価不飽和脂肪酸を増やすなど脂肪酸組成に留意する。

③コレステロールに目標量は設定されていないが、許容される摂取量に上限が存在しないということではない。脂質異常症（高コレステロール血症）の場合は、重症化予防の観点から、コレステロールの摂取量は200mg/日未満にとどめることが望ましい。

食事のポイント① 脂肪酸の比率を考える

　肉は脂身の少ない部位を選ぶことで飽和脂肪酸を減らせます[4]。肉に偏らず魚もバランスよく摂取し、料理には植物性の油を使用することで、多価不飽和脂肪酸を増やすことができます。

食事のポイント② 適量を上手に取り入れる

　質のよい油でも、使いすぎるとエネルギー摂取量が過剰となるため、1日大さじ1杯程度が適量です。脂質は食後しばらく経ってから血糖値が上がる原因となりますが、満腹感を得やすく腹もちをよくするため、間食の予防につながります。よって、毎食少量ずつ使うことをおすすめします。食べすぎると食後高血糖となるため、1回にとりすぎないようにしましょう。

　また、油はコクがあるため、脂質を用いた調味料や調理方法のほうが、食塩量が少なくてもおいしく食べることができます。適量を上手に取り入れるとよいでしょう。

見えない油に要注意

　『令和元年国民健康・栄養調査報告』によると、脂質の摂取量61.2gのうち油脂類からの摂取量は約2割でした[5]。約8割は「見えない油」からとっているということになります。見えない油の約3割は肉類から摂取しているため、脂の少ない肉を選ぶことで脂質や飽和脂肪酸の摂取量を減らせます。また、飽和脂肪酸はバターやクリームなどの乳脂肪にも多く含まれるので、クッキーやアイスクリームなどの菓子類にも注意しましょう。

引用・参考文献

1) 桑波田雅士. "栄養素の代謝と生理機能". 病態栄養専門管理栄養士のための病態栄養ガイドブック. 改訂第7版. 日本病態栄養学会編. 東京, 南江堂, 2022, 18-25.
2) 厚生労働省. 「日本人の食事摂取基準（2020年版）」策定検討会報告書. (https://www.mhlw.go.jp/stf/newpage_08517.html, 2024年6月閲覧).
3) 日本糖尿病療養指導士認定機構編. "食事療法". 糖尿病療養指導ガイドブック2023. 東京, メディカルレビュー社, 2023, 56-66.
4) 香川明夫監修. 八訂食品成分表2023. 東京, 女子栄養大学出版部, 2023, 840p.
5) 厚生労働省. 令和元年国民健康・栄養調査報告. (https://www.mhlw.go.jp/stf/seisakunitsuite/bunya/kenkou_iryou/kenkou/eiyou/r1-houkoku_00002.html, 2024年6月閲覧).

脂質とは

脂質の役割

エネルギー産生栄養素
- 炭水化物 4kcal/g
- たんぱく質 4kcal/g
- 脂質 9kcal/g

・エネルギー源
・細胞膜の構成成分
・脂溶性ビタミンの吸収を助ける
・ホルモンの前駆体

脂質を構成する脂肪酸

分類			おもな脂肪酸	代表的な食品
飽和脂肪酸			パルミチン酸	バター・牛や豚の脂
不飽和脂肪酸	一価		オレイン酸	オリーブ油・菜種油・種実
	多価	n-6系	リノール酸	紅花油・大豆油などの植物油
			γ-リノレン酸	母乳
			アラキドン酸	レバー・卵白
		n-3系	α-リノレン酸	えごま油・あまに油
			EPA	魚油
			DHA	魚油

脂質の摂取基準

1日の指示エネルギー量(kcal)	1日に食べる上限の目安	
	脂質（g）	飽和脂肪酸（g）
1,200	27〜40	9
1,440	32〜48	11
1,600	36〜53	12
1,840	41〜61	14
2,000	44〜67	16

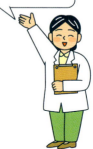

総エネルギー摂取量の20〜30％が、脂質摂取の目安です。飽和脂肪酸は7％以下とされています

食事のポイント① 脂肪酸の比率を考える

食品名	分量(g)	エネルギー(kcal)	脂質(g)	飽和脂肪酸(g)
豚ばら	60	220	20.9	8.8
豚もも	60	103	5.7	2.2
あじ	60	67	2.1	0.7
さけ	60	76	2.2	0.5
卵	50	71	4.7	1.6
木綿豆腐	100	73	4.5	0.8

肉類は飽和脂肪酸が多いです

魚は飽和脂肪酸が少なく多価不飽和脂肪酸を多く含みます

香川明夫監修．八訂食品成分表2023．2023，840p．を参考に作成．

食事のポイント② 適量を上手に取り入れる

- 脂質は満腹感を得やすく、腹もちをよくするため間食の予防につながります
- コクがある油を使った料理は、食塩量が少なくてもおいしく食べることができます
- 適量を上手に取り入れましょう

料理名	フライ	から揚げ	ムニエル	煮魚
油の量（g）	8	6	4	0

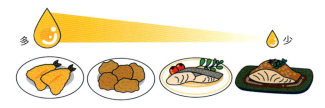

見えない油に要注意

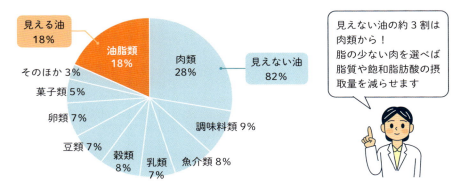

見えない油の約3割は肉類から！脂の少ない肉を選べば脂質や飽和脂肪酸の摂取量を減らせます

厚生労働省．令和元年国民健康・栄養調査．を参考に作成．

お菓子（常用量あたり）の栄養量

菓子類	常用量	エネルギー(kcal)	脂質(g)	飽和脂肪酸(g)
甘辛せんべい	2枚	75	0.2	0.1
ビスケット	2枚	84	1.8	0.8
どら焼き	1個	175	1.7	0.5
クッキー	2枚	102	4.8	2.5
シュークリーム	1個	211	10.4	6.3
アイスクリーム	1個	410	21.6	14.2
ポテトチップス	1袋 60g	325	20.5	2.3
バターピーナッツ	1袋 80g	487	41.4	8.2

バターやクリームを使った菓子類は、飽和脂肪酸を多く含みます

香川明夫監修．八訂食品成分表2023．2023, 840p．を参考に作成．

5 食物繊維と腸内細菌

大阪公立大学医学部附属病院 栄養部 保健副主幹　**藤本浩毅**（ふじもと・ひろき）

食物繊維の種類と目安量

1. 食物繊維の種類

　食物繊維は「人の消化酵素で消化することができない物質」と定義されていて、水溶性食物繊維と不溶性食物繊維に分けることができます。水溶性食物繊維にはペクチンやグルコマンナンなどがあり、わかめやひじきなどの海藻類、大麦などに多く含まれます。最近流行している押し麦にも多く含まれています。不溶性食物繊維にはセルロースやキチンなどがあり、キャベツやレタスなどの葉物野菜、くだもの類、きのこ類、玄米、大豆、こんにゃくなどに多く含まれます。こんにゃくの食物繊維は、こんにゃくいもに含まれているときは水溶性ですが、加工の過程で不溶性に変わってしまいます。また、大豆は不溶性食物繊維が多いですが、納豆に加工されると水溶性食物繊維が増加します。

　水溶性食物繊維と不溶性食物繊維のバランスは 1：2 がよいといわれていますが、通常の野菜には不溶性食物繊維が多く含まれているので、基本的には水溶性食物繊維の割合が少ない状態になりやすいです。そのため、水溶性食物繊維を多く含む食品を意識して食べるようにするとよいでしょう。

2. 食物繊維（野菜）のめやす量

　食物繊維の 1 日摂取目標量（生活習慣病の発症予防のために現在の日本人が当面の目標とすべき摂取量）は、男性 18～64 歳で 21g 以上、65 歳以上で 20g 以上、女性 18～64 歳で 18g 以上、65 歳以上で 17g 以上とされています。野菜の種類によって含まれる食物繊維量は異なりますが、1 日の野菜摂取量では 350g が目標となります。生野菜だと両手 1 杯、加熱野菜だと片手 1 杯で約 120g の野菜になり、これが 1 食分のめやすになります。

食物繊維のおもなはたらき

　食物繊維のはたらきには大きく 4 つあります。1 つ目は、便通の改善です。不溶性食物繊維は便のかさを増やし、腸を刺激して蠕動運動を促します。2 つ目に、水溶性食物繊維は善玉菌（有用菌）を増やし、腸内環境をよくします。この「腸内の善玉菌の増加」も食物繊維のはたらきの一つです。水溶性食物繊維は善玉菌の栄養源になります。最近では、善玉菌の栄養源になりやすい食物繊維を「発酵性食物繊維」とよぶことがあります。3 つ目に、血糖値の上昇抑制というはたらきもあります。水溶性食物繊維は水に溶けると粘性

が出ます。その効果によって胃の食物滞留時間を長くし、食べものの消化吸収をゆるやかにすることができます。4つ目に、食物繊維はコレステロール値も低下させます。水溶性食物繊維は腸で胆汁酸を吸収し、コレステロールを体外に排泄するのを手助けします。

腸内細菌の種類と作用

われわれの腸内には約1,000種類、100兆〜1,000兆個の腸内細菌が住みついているといわれています。この腸内細菌は善玉菌（有用菌）、悪玉菌（有害菌）、日和見菌に分けられ、その理想のバランスは2：1：7といわれています。

善玉菌には乳酸菌、ビフィズス菌、酪酸産生菌などがあります。乳酸菌とビフィズス菌は短鎖脂肪酸（乳酸や酢酸、酪酸など）を産生することで腸内を酸性にして悪玉菌が増殖しにくい環境にしたり、免疫反応を制御したり、腸の動きをよくしたりするはたらきがあります。また一部の善玉菌には、太りにくくする効果やインスリン抵抗性を改善する効果が期待されています。

悪玉菌は、腸内の腐敗を進めたり、発がん性物質をつくりだしたりします。日和見菌は、善玉菌が優勢な場合はおとなしいのですが、悪玉菌が優勢な場合は有害なはたらきをすると考えられていました。しかし最近では、日和見菌のなかにも善玉菌と同じようなはたらきをする、有益な菌がいることがわかってきています。

善玉菌を含む食品と食物繊維

1. 善玉菌を多く含む食品

乳酸菌は、ヨーグルトやチーズなどに多く含まれています。ビフィズス菌は嫌気性菌のため、われわれが食べる通常の食品にはほとんど存在しておらず、ビフィズス菌を添加した食品からしか摂取することができません。酪酸産生菌に関しても、多く含む食品はぬか漬けくらいしかありません。そのため、食事から善玉菌を多く摂取することはむずかしく、また摂取してもほとんど腸内に住みつかないといわれています。

2. 善玉菌と食物繊維

善玉菌そのものを摂取することも効果はありますが、腸内環境の改善には、食物繊維などの善玉菌の餌となる食品を摂取することで、すでに住みついている善玉菌を育ててあげることがとても大事です。そのためにも野菜をしっかりと食べるようにしましょう。

引用・参考文献

1) 厚生労働省. 「日本人の食事摂取基準（2020年版）」策定検討会報告書. (https://www.mhlw.go.jp/stf/newpage_08517.html, 2024年6月閲覧).
2) Liu, BN. et al. Gut microbiota in obesity. World J. Gastroenterol. 27 (25), 2021, 3837-50.
3) RIKEN. Bacteria treatment reduces insulin resistance, protects against diabetes. (https://www.riken.jp/en/news_pubs/research_news/pr/2023/20230831_1/index.html, 2024年6月閲覧).

食物繊維の種類と目安量

食物繊維の種類

> 野菜に含まれる食物繊維は不溶性食物繊維と水溶性食物繊維があり、水溶性食物繊維が不足しがちであるため、意識してとりましょう

種類	多く含む食品
不溶性食物繊維	キャベツ、レタス、ほうれんそうなどの葉物野菜、くだもの類、きのこ類、大豆、こんにゃく　など
水溶性食物繊維	わかめ、こんぶなどの海藻類、大麦　など

食物繊維（野菜）のめやす量

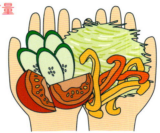
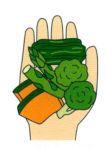

1食の野菜のめやすは、生野菜の場合は両手1杯分、加熱野菜の場合は片手1杯分です

食物繊維のおもなはたらき

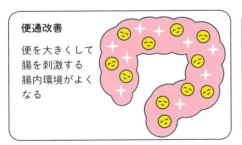

便通改善
便を大きくして腸を刺激する腸内環境がよくなる

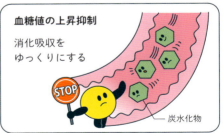

血糖値の上昇抑制
消化吸収をゆっくりにする

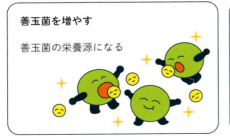

善玉菌を増やす
善玉菌の栄養源になる

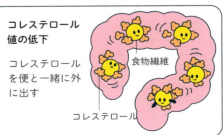

コレステロール値の低下
コレステロールを便と一緒に外に出す

腸内細菌の種類と作用

	代表的な菌	作用
善玉菌 (有用菌)	乳酸菌 ビフィズス菌 酪酸産生菌	悪玉菌の増殖を抑える 腸運動を促す 免疫反応を制御する
悪玉菌 (有害菌)	ウェルシュ菌 ブドウ球菌 大腸菌（有毒株）	腸内腐敗 発がん物質の産生
日和見菌	バクテロイデス 連鎖球菌 大腸菌（無毒株）	

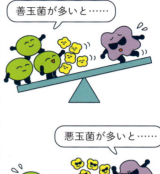
善玉菌が多いと……

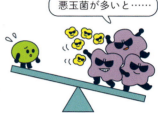
悪玉菌が多いと……

善玉菌：悪玉菌：日和見菌は、2：1：7が理想のバランスです
日和見菌は悪玉菌が優勢だと有害なはたらきをします

善玉菌を含む食品と食物繊維

善玉菌を多く含む食品

乳酸菌	ビフィズス菌	酪酸産生菌
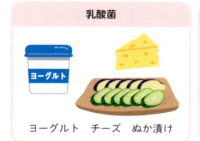		
ヨーグルト　チーズ　ぬか漬け	ビフィズス菌入りの食品	ぬか漬け

善玉菌と食物繊維

善玉菌を摂取することもよいですが、食物繊維などの善玉菌の餌となる食品をとって、すでに住みついている善玉菌を育てることが大事です

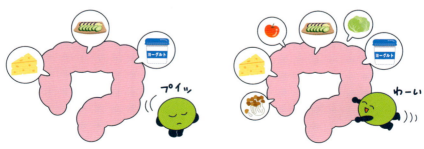

運動によって血糖値が下がるしくみ

四條畷学園大学 リハビリテーション学部 理学療法学専攻 准教授　**本田寛人**（ほんだ・ひろと）

運動療法の意義

　運動療法は糖尿病の基本的な治療手段の一つであり、ブドウ糖の消費やインスリン抵抗性の改善によって、血糖管理の改善に効果を発揮します。また、肥満や高血圧症、脂質異常症などの改善を介して糖尿病の総合的な病態改善に寄与します。加えて、筋力や筋持久力、心肺機能の改善、骨粗鬆症やがんの予防、認知機能の改善、ストレスの解消など、生活の質（QOL）を高める作用をもつことからも、その意義は大きいです。

運動による急性効果

　骨格筋では、その細胞内に存在するたんぱく質である4型糖輸送担体（GLUT4）を細胞膜へ移動（トランスロケーション）させることによって、糖を取り込みます。これは、インスリンの作用によらないインスリン非依存的な機序、およびインスリンの作用によるインスリン依存的な機序によって起こります。

1. インスリン非依存的な糖の取り込み

　インスリン非依存的な機序は運動開始後数分以内に活性化され、取り込み速度が運動強度と時間に依存して上昇し、運動終了とともに減弱します。まずは運動前後で血糖値を測定し、どの程度血糖値が変動するかを確認してみましょう。変動の様子は個人で異なります。

2. インスリン依存的な糖の取り込み

　運動終了後の骨格筋はインスリン感受性（効きやすさ）が亢進しており、インスリンの刺激に対して運動前より多くのGLUT4が細胞表面上にトランスロケーションすることで、糖取り込み速度が上昇します。これは運動後も持続し、とくに長時間・高強度の運動（マラソンや登山、自転車競技など）を実施した場合は、運動の翌日あるいは翌々日までインスリン感受性が亢進します。薬物療法実施中の患者では、そうした運動のあとは運動をしていない時間帯でも低血糖になる可能性があります。運動した日の夜間や、翌日の血糖値の推移を注意深く観察しましょう。

運動による慢性効果

　運動による長期的な効果として、インスリン抵抗性の改善があげられます。運動によって内臓脂肪や異所性脂肪（骨格筋細胞内の脂質など）を減らすことで、脂肪細胞から分泌

されているさまざまな生理活性物質を正常化し、インスリン抵抗性を改善することができます。また、筋肉量や筋血流の増加、筋線維特性の変化（遅筋化）、ミトコンドリアの生成増加、GLUT4 の発現増加などもインスリン抵抗性の改善に寄与します[1,2]。急性効果と違い、慢性効果は実感するまでに時間がかかります。まずは 3 か月、可能であれば 6 か月は継続して、運動を含む身体活動を増やすことを意識しましょう。

運動療法の方法

1. 運動の目的と種類

　一般的に有酸素運動を選択することが多いですが、糖・脂質代謝の改善、肥満の解消、筋力の強化など多くの目的を達成するために、レジスタンス運動を併用すべきです。また、とくに高齢者では、柔軟性およびバランス機能を高める運動も推奨されています[3]。

2. 運動プログラムの構成

　FITT（運動の頻度、強度、時間、種類）を規定し、それをもとに構成します。実施にあたっては、個人の健康状態や体力レベル、薬物療法などについて把握し、有効性や安全性はもちろん、日常生活で継続可能な実現性の高い運動の方法を検討します。

運動強度の設定

　強度設定では、メッツ（METs）、心拍数（カルボーネン法による）、自覚的運動強度（RPE）[4] を用いる方法が簡便です。まずは、RPE における「かなり楽である（9）」〜「楽である（11）」程度の軽めの負荷から開始し、運動に慣れてきたら徐々に運動強度を高めていきましょう。

引用・参考文献

1）Dubé, JJ. et al. Exercise-induced alterations in intramyocellular lipids and insulin resistance : the athlete's paradox revisited. Am. J. Physiol. Endocrinol. Metab. 294（5），2008, E882-8.
2）Kawanaka, K. et al. Changes in insulin-stimulated glucose transport and GLUT-4 protein in rat skeletal muscle after training. J. Appl. Physiol（1985）. 83（6），1997, 2043-7.
3）American Diabetes Association Professional Practice Committee. 5. Facilitating Positive Health Behaviors and Well-being to Improve Health Outcomes : Standards of Care in Diabetes-2024. Diabetes Care. 47（Suppl 1），2024, S77-110.
4）Borg, G. Perceived exertion as an indicator of somatic stress. Scand. J. Rehabil. Med. 2（2），1970, 92-8.

運動療法の意義

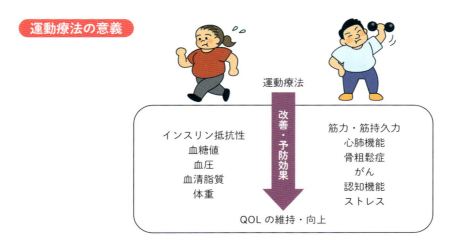

運動による急性効果

インスリン非依存的な糖の取り込み

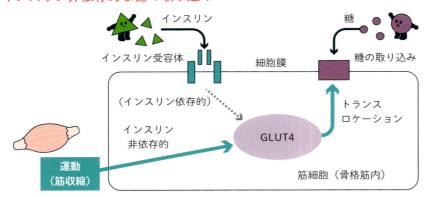

インスリン依存的な糖の取り込み

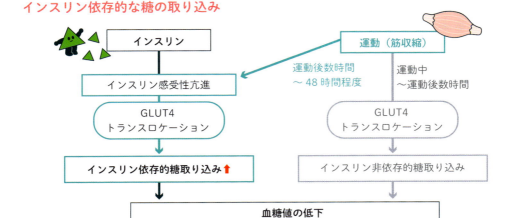

> 運動による慢性効果

運動による脂肪の減少とインスリン抵抗性の改善

運動の継続と効果のイメージ

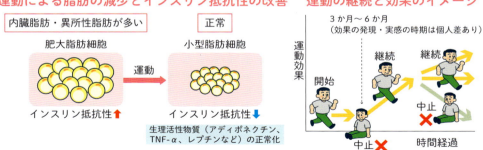

> 運動療法の方法

運動の目的と種類

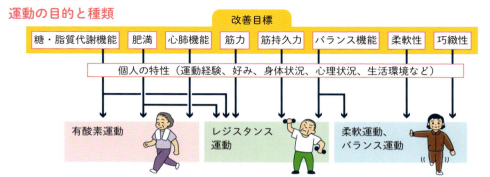

運動プログラムの構成

Frequency（頻度：週に何回行うか）
Intensity（強度：どの程度の強さで行うか）
Time（時間：1回［1日、1週］あたり何分行うか）
Type（種類：どの種目を行うか）

運動強度の設定

メッツ（METs）
身体活動の強さを、座って安静にしている状態（＝1メッツ）の何倍に相当するかで表す
普通歩行：3メッツ、ジョギング：7メッツなど

心拍数（カルボーネン法）
目標心拍数＝［（220－年齢）－安静時心拍数］× 運動強度（中強度であれば0.4〜0.6）＋安静時心拍数

自覚的運動強度（RPE）

RPE点数	強度の感じかた	そのほかの感覚
9	かなり楽である	汗が出るか出ないか、フォームが気になる
10		
11	楽である	いつまでも続く、充実感、汗が出る
12		
13	ややきつい	どこまで続くか不安、緊張、汗びっしょり
14		
15	きつい	続かない、やめたい、のどが渇く、がんばるのみ

RPE10〜13が中強度に該当　※RPE点数×10≒心拍数

Borg, G. Scand. J. Rehabil. Med. 2（2），1970, 92-8. を参考に作成.

7 活動量を増やす工夫

公立豊岡病院組合立豊岡病院 リハビリテーション技術科 副科長　**井垣誠**（いがき・まこと）

1日のエネルギー消費量

1. 1日のエネルギー消費量の内訳

　日常生活のなかで活動量を増やすためには、まず患者に1日のエネルギー消費量の内訳について理解してもらうことが重要です。1日あたりのエネルギー消費量は、基礎代謝量、食事誘発性熱産生、運動、運動以外の身体活動に分けられます。

　基礎代謝とは人が覚醒している状態で、生命活動を維持するのに必要最低限のエネルギーのことです。基礎代謝量は総エネルギー消費量の約60％を占め、年齢、性別、体格、筋肉量などによって決定されます。年齢、性別、身長、体重を入力することでその値が求められるサービスを、さまざまなウェブサイトが提供しています。食事誘発性熱産生とは、食事摂取による内臓の消化・吸収のはたらきに伴うエネルギー消費のことで、総エネルギー消費量の約10％であるといわれています。総エネルギー消費量に占める運動の割合は、スポーツ選手のような運動量が非常に多い人でなければ、わずか3〜5％程度と考えられています。一方、運動以外の身体活動とは生活活動のことであり、ニート（NEAT）ともよばれ、総エネルギー消費量に占める割合は25〜30％です。

2. 身体活動＝運動＋生活活動

　前述のように、われわれの生活における身体活動には「運動」と「生活活動」があります。運動とは計画的に行われる運動のことで、たとえばウォーキングやサイクリングなど、さまざまなスポーツを行うことなどがこれにあたります。そして、生活活動とは仕事や家事、農作業、趣味活動といった日常生活に伴う身体活動のことです。

　注意すべき点として、ウォーキングなどの運動を定期的に行っていたとしても、それ以外の生活活動が極端に少ない人がいます。この場合、1日全体のエネルギー消費量は少なくなり、血糖管理には不利になります。それとは逆に、運動はしていないけれど生活活動で十分な身体活動を行っている人は、運動療法の効果が表れやすい可能性があります。したがって、運動療法を指導するときには運動と生活活動の両者を踏まえて計画する必要があります。

活動量を増やす工夫

　活動量を増やす工夫としては、運動できる機会を逃さないことが大切です。1〜2階の移動であればエレベーターではなく階段を使う、買いものをするときは遠くの駐車場に車

を止めて歩く、ふだんは短時間で済ませている掃除を念入りに行う、洗車をするなどです。このように運動療法では特別な運動を行う必要はなく、特別な技術も必要ありません。

また、身体活動量を増やすポイントとして、座位時間を短縮させることも重要だといわれています。座位時間とは座って読書やパソコン作業、テレビ鑑賞などをする時間のことで、睡眠以外で横になっている時間も含まれます。血糖管理のためには座位時間を中断させることが有効であり、30分ごとに立ち上がって2〜5分軽く動くだけでも血糖降下作用が認められると報告されています[1]。したがって「じっと座っていないで立ち上がる」という説明も運動療法の指導として成り立ちます。

「1日の生活をふり返ってみると座位時間が意外に長い」という患者は多く、座位時間の短縮を意識することが血糖管理に役立つ場合もあります。具体的には、立ちながらテレビ視聴や読書をすることなどが考えられます。デスクワークの人であれば、30分ごとに立ち上がることが理想ですが、無理な場合は座位で足踏みや足部の運動を行うことも有効です。

今よりもすこし運動を増やす

1. 運動療法のめやす

日本糖尿病学会のガイドラインでは、運動療法は週に150分以上、週に3回以上、歩数であれば1日トータルで8,000歩程度がめやすとされています[2]。大規模研究では、運動量で5段階に分類すると、最低群（週60分未満）に比べて2番目（平均週92分、1日約15分）の群でも余命が約3年延びています。運動時間が1日あたり15分増すごとに全死亡が4%、がん死亡が1%減少していました。その効果は年齢や性別に無関係で、心血管系のリスクがある人にも当てはまるとされています[3]。このことから、ある一定以上の運動量でないと運動の効果が認められないというわけではなく、今よりすこし運動を増やすだけでも効果が期待できると考えられます。

2. 室内で可能な運動

運動は外出しなくてもできます。ペットボトルやゴムチューブを用いた運動、スクワット、つま先立ち運動など、室内で手軽にできる運動でもウォーキングと同様の効果が期待できます。高齢者では関節負担の少ない臥位、座位での運動や、転倒予防を兼ねたバランス運動（テーブルに手をついて片足立ちなど）も有用です。

引用・参考文献
1) Buffey, AJ. et al. The Acute Effects of Interrupting Prolonged Sitting Time in Adults with Standing and Light-Intensity Walking on Biomarkers of Cardiometabolic Health in Adults : A Systematic Review and Meta-analysis. Sports Med. 52（8）, 2022, 1765-87.
2) 日本糖尿病学会編・著. 糖尿病診療ガイドライン2024. 東京, 南江堂, 2024, 580p.
3) Wen, CP. et al. Minimum amount of physical activity for reduced mortality and extended life expectancy : a prospective cohort study. Lancet. 378（9798）, 2011, 1244-53.

1日のエネルギー消費量

1日のエネルギー消費量の内訳

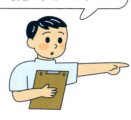
身体活動によるエネルギー消費量のうち、生活活動（ニート）に比べて運動が占める割合は少ないです

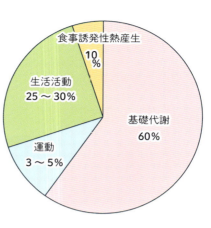

身体活動＝運動＋生活活動

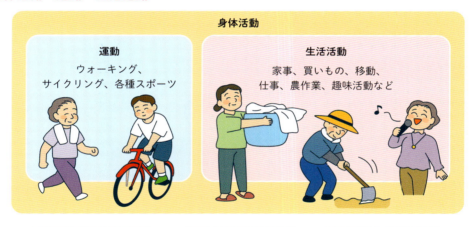

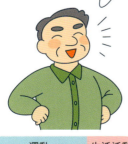
毎日、運動しているよ 家事は妻がしてくれています

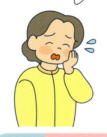
仕事が忙しくて、なかなか運動ができません……

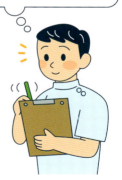
運動と生活活動、どちらも見ていこう！

活動量を増やす工夫

特別な運動をする必要はありません
以下のような工夫を取り入れて、すこしずつ活動量を増やしていきましょう

- エレベータではなく階段を使う
- 遠くの駐車場に車を止めて歩く
- 掃除を念入りに行う
- 洗車をする
- 座っている時間や睡眠以外の横になっている時間を短縮させる
- 座っているときに足踏みや足部の運動を行う

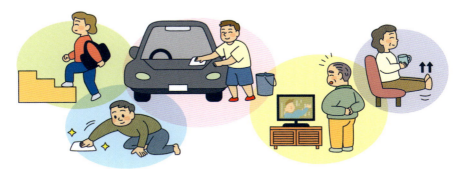

今よりもすこし運動を増やす

運動療法のめやす

- 週に150分以上
- 週に3回以上
- 歩数なら1日8,000歩程度

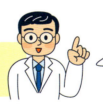

運動を毎日15分程度増やすだけでも効果が期待できます！

室内で可能な運動

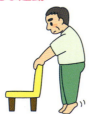
かかと上げ運動

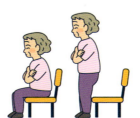
スクワット

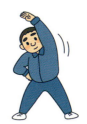
ラジオ体操

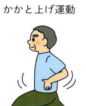
ストレッチング

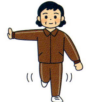
片足立ち運動

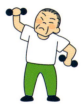
ダンベル体操

8 フレイル・サルコペニアと運動療法

公立豊岡病院組合立豊岡病院 リハビリテーション技術科 係長　西田昌平 (にしだ・しょうへい)

フレイル・サルコペニアとは

　高齢化が進むわが国において、加齢による変化を理解しておくことは糖尿病患者指導においても重要です。高齢者によくみられる老年症候群のなかに「フレイル」や「サルコペニア」という概念があります。フレイルとは、加齢に伴う予備能力低下のため、ストレスに対する回復力が低下した状態を指します。これはストレスや疾患などによって介護状態や死亡を含む健康障害に陥りやすい状態と理解できます。フレイルには運動機能や移動機能の低下などによって起こる「身体的フレイル」、認知機能低下やうつなどの「精神・心理的フレイル」、閉じこもりなど社会とのつながりが希薄化する「社会的フレイル」の３つの側面があります。これらフレイルの各側面は相互に関係しており、包括的にとらえることが重要です。サルコペニアは加齢に伴う骨格筋量の低下にくわえ、筋力および身体機能が低下した状態です。これは身体的フレイルの一要因としても考えられています。

フレイル・サルコペニアの評価

1. フレイルの評価（改定 J-CHS 基準）

　フレイルの評価として多く用いられるのは、Fried らの基準をもとに作成された改定日本版 CHS 基準（J-CHS 基準）です。５つの評価基準のうち、３項目以上該当すればフレイル、1～2 項目該当すればプレフレイル、該当しない場合を健常とします[1]。

2. サルコペニアの評価（AWGS）

　サルコペニアの評価は AWGS2019 に基づいた方法で行います。AWGS2014 は骨格筋量測定のために特別な設備が整った施設でしか診断できませんでしたが、AWGS2019 では地域や一般診療所でスクリーニングを行うことができます。下腿周囲長などによって症例抽出を行い、その次に握力、５回いす立ち上がりテストを用いて骨格筋機能を測定します[2]。いずれかが低下している場合、サルコペニア（可能性あり）という診断が可能です。

糖尿病とフレイル・サルコペニア

　糖尿病はフレイル発症リスクを増加させ、またフレイルは糖尿病の発症リスクを増加させます。フレイル発症リスクは平均血糖値 170mg/dL、HbA1c 7.6％がもっとも低値であり、その点を中心に U 字状の関連性が示されています[3]。すなわち、フレイルにおいて

良好な血糖管理はむしろ予防にならない可能性があります。糖尿病とサルコペニアの関連性についても、その有病率は高いとされています。とくに60歳未満では骨格筋量減少が糖代謝異常と関連しているため、早期予測因子として有用である可能性[4]が示唆されています。糖尿病におけるサルコペニアの発生機序としては、インスリン抵抗性、炎症、酸化ストレス、ミトコンドリア機能異常、終末糖化産物（AGEs）の蓄積、糖尿病性神経障害などの細小血管症、末梢動脈疾患などの大血管症[5]など、さまざまなものがあります。

フレイル・サルコペニアと運動

1. 多要素の運動

糖尿病におけるレジスタンス（筋力）運動の有用性は確立されていますが、フレイル予防においても同様であるといえます。とくにフレイルでは、レジスタンス運動または多要素の運動を行うことが大切である[6]とされています。多要素の運動とはレジスタンス運動、有酸素運動、バランス運動などを組み合わせた運動のことです[7]。これはフレイルそのものだけでなく、フレイル・サルコペニアにより危険性が高まる転倒防止にも効果があります。

2. フレイル・ドミノに注意

また、前述のようにフレイルには身体的、精神的・心理的、社会的側面が相互にかかわっているため、運動療法を行うと同時に、社会参加の有無も非常に重要なカギとなります。社会参加の数が多いほどフレイル発症リスクが低いことが確認されており[8]、社会とのつながりを失ってしまうことが、フレイルの第一歩ともいえます（フレイル・ドミノ）[9]。地域のなかへ出ていくことで身体活動量を維持することは、患者のフレイル・サルコペニアの予防・改善において重要です。

引用・参考文献

1) Satake, S. et al. The revised Japanese version of the Cardiovascular Health Study criteria (revised J-CHS criteria). Geriatr. Gerontol. Int. 20 (10), 2020, 992-3.
2) Chen, LK. et al. Asian Working Group for Sarcopenia: 2019 Consensus Update on Sarcopenia Diagnosis and Treatment. J. Am. Med. Dir. Assoc. 21 (3), 2020, 300-7.
3) Zaslavsky, O. et al. Glucose Levels and Risk of Frailty. J. Gerontol. A Biol. Sci. Med. Sci. 71 (9), 2016, 1223-9.
4) Srikanthan, P. et al. Sarcopenia exacerbates obesity-associated insulin resistance and dysglycemia : findings from the National Health and Nutrition Examination Survey III. PLoS One. 5 (5), 2010, e10805.
5) 佐竹昭介ほか. 高齢者糖尿病とサルコペニア・フレイル. 日本臨牀. 81 (4), 2023, 473-8.
6) 荒木厚.「高齢者糖尿病治療ガイド2021」の特徴と基本的な考えかた. 糖尿病プラクティス. 39 (1), 2022, 14-9.
7) 日本糖尿病学会編・著. "運動の強度". 糖尿病治療ガイド2022-2023. 東京, 文光堂, 2022, 54-5.
8) 竹内寛貴ほか. 高齢者の社会参加とフレイルとの関連：JAGES2016-2019縦断研究. 日本公衆衛生雑誌. 70 (9), 2023, 529-43.
9) 厚生労働科学研究データベース. 虚弱・サルコペニアモデルを踏まえた高齢者食生活支援の枠組みと包括的介護予防プログラムの考案および兼用を目的とした調査研究. (https://mhlw-grants.niph.go.jp/project/24136, 2024年6月閲覧).

フレイル・サルコペニアとは

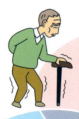

身体的フレイル
・筋力、筋力量低下
・低栄養

サルコペニア
骨格筋量の加齢に伴う低下に加えて、筋力および身体機能の低下した状態

社会的フレイル
・閉じこもり
・社会的交流減少

心理的フレイル
・認知機能低下
・抑うつ

フレイル・サルコペニアの評価

フレイルの評価（改定 J-CHS 基準）

項目	評価基準
体重減少	6か月で、2kg以上の体重減少
筋力低下	握力：男性＜28kg、女性＜18kg
疲労感	（ここ2週間）わけもなく疲れたような感じがする
歩行速度	通常歩行速度＜1.0m/秒
身体活動	①軽い運動・体操をしていますか？ ②定期的な運動・スポーツをしていますか？ 上記の2つのいずれも「週に1回もしていない」と回答

3つ以上該当：フレイル、
1〜2つ該当：プレフレイル

Satake, S. et al. Geriatr. Gerontol. Int. 20 (10), 2020, 992-3. を参考に作成

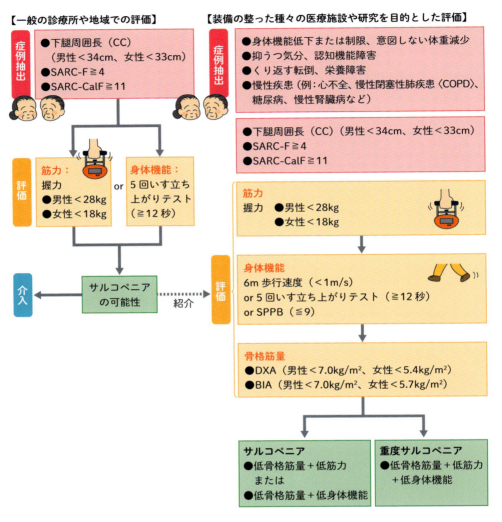

AWGS2019への改訂により、一般の診療所と設備の整った医療施設とで診断の進めかたは異なるものの、地域や一般診療所でもスクリーニングが可能になりました

Chen, LK. et al. J. Am. Med. Dir. Assoc. 21（3）, 2020, 300-7. を参考に作成.

糖尿病とフレイル・サルコペニア

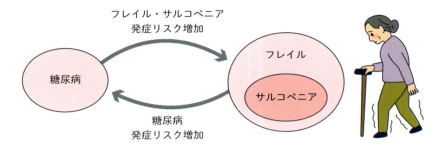

フレイル・サルコペニアと運動

多要素の運動

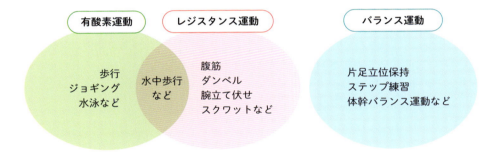

日本糖尿病学会編・著．糖尿病治療ガイド 2022-2023．2022, 54-5．を参考に作成．

フレイル・ドミノに注意

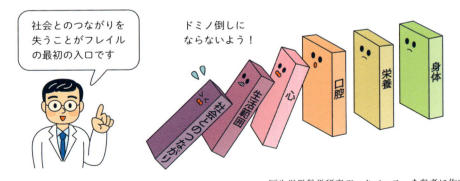

厚生労働科学研究データベース．を参考に作成．

経口薬：インスリン分泌非促進系

神戸大学大学院 医学研究科 糖尿病・内分泌内科部門　**中辻萌**（なかつじ・めい）
神戸大学大学院 医学研究科 糖尿病・内分泌内科部門 准教授　**廣田勇士**（ひろた・ゆうじ）
神戸大学大学院 医学研究科 糖尿病・内分泌内科部門 教授／神戸大学医学部附属病院 糖尿病・内分泌内科 診療科長
小川渉（おがわ・わたる）

ビグアナイド薬

1. 作用機序

　ビグアナイド薬は「インスリン抵抗性改善薬」に分類されていましたが、インスリン抵抗性改善がおもな作用機序ではないため、日本糖尿病学会発行の『糖尿病治療ガイド2022-2023』などでは「インスリン分泌非促進系」と分類されています。肝臓は消化管で吸収されたブドウ糖をグリコーゲンに変えて蓄え、絶食時にはグリコーゲン分解と糖以外の基質から糖を作る反応（糖新生）によってブドウ糖を産生し、血液中に放出することでエネルギー需要を満たします。ビグアナイド薬は肝臓での糖新生を抑制し、さらに骨格筋の糖利用促進を行うことで、血糖値を低下させると考えられています。また、これ以外にも消化管にさまざまな作用を及ぼし、それが血糖降下につながる可能性も注目されています。インスリン分泌を促進せず、体重増加をきたしにくいという利点もあります。

2. 副作用／禁忌

　副作用は食欲不振、悪心・嘔吐、下痢などの消化器症状が多く、重篤な副作用として乳酸アシドーシスがあります。代表的なビグアナイド薬であるメトホルミン塩酸塩では、腎機能障害（eGFR 30mL/分/1.73m^{2}未満）、重度の肝機能障害、ショックや心不全、心筋梗塞などの低酸素血症を生じやすい患者、脱水状態、過度のアルコール摂取者などは、乳酸アシドーシスを起こしやすいため禁忌となります。

　またヨード造影剤を用いる検査では腎機能が急激に悪化することがあります。腎機能悪化は乳酸アシドーシスの誘因となるため、検査当日から休薬し、造影剤投与後48時間は服用しないことがすすめられています。乳酸アシドーシスの初期症状は嘔気・嘔吐、腹痛などの消化器症状や全身倦怠感、筋肉痛など、非特異的なものが多いため、乳酸アシドーシスのリスクがあるビグアナイド薬服用者でこのような症状がみられた場合、血中乳酸値の測定が必要です。

3. 注意点

　シックデイの際は脱水が懸念されるため、ビグアナイド薬を休薬し、その後の対応などについて主治医に相談するようにしましょう。シックデイではこまめに水分補給を行うことが大切です。また、乳酸アシドーシスの初期症状について知っておくことも重要です。単独での使用では低血糖を起こすことはまれですが、ほかの糖尿病治療薬と併用する場合は低血糖に注意する必要があります。

チアゾリジン薬

1. 作用機序

　チアゾリジン薬は、脂肪組織に存在するPPARγという転写因子に結合して活性化します。PPARγの活性化は脂肪細胞の分化・成熟を促し、肥大化してインスリン反応性や代謝機能が低下した脂肪細胞を、正常の小型脂肪細胞に置き換えると考えられています。また、肥大化した脂肪細胞はインスリン抵抗性をひき起こす物質（TNF-α、FFA、レジスチンなど）を産生するため、肥大化した脂肪細胞の減少によってインスリン抵抗性をひき起こす物質が低下します。さらに、小型脂肪細胞はアディポネクチンなどのインスリンの効きかた（インスリン感受性）を高めるアディポカインを産生します。

　なお、チアゾリジン薬は脂肪組織での中性脂肪の分解を抑制する作用ももつとされています。そのため、肝臓や筋肉といった本来脂肪が蓄積しない臓器脂肪蓄積（異所性脂肪蓄積）を原因とするインスリン抵抗性を改善させる可能性も指摘されています。これらの作用によってインスリン感受性が増強し、血糖降下作用を発揮します。

2. 副作用／禁忌

　チアゾリジン薬の副作用でとくに気をつけたいのは浮腫、骨折です。わが国で発売されているチアゾリジン薬はピオグリタゾン塩酸塩のみですが、本剤は循環血液量を増加させ浮腫をひき起こすことがあるため、心不全の既往がある患者では禁忌となります。海外の報告では、チアゾリジン薬によって女性における骨折が増えるといわれています。閉経後の高齢女性におけるチアゾリジン薬の使用は、リスクとベネフィットの慎重な検討が必要です。

3. 注意点

　チアゾリジン薬はインスリン抵抗性を改善するというユニークな作用機序をもち、とくに肥満によってインスリン抵抗性をきたしている例で有効な薬剤といえます。ただ、上記のような副作用にくわえて、脂肪細胞の分化・成熟の活性化によって脂肪量や体重が増加する場合もある点に注意が必要です。

引用・参考文献

1）Rena, G. et al. The mechanisms of action of metformin. Diabetologia. 60（9）, 2017, 1577-85.
2）Cheng, M. et al. Understanding the action mechanisms of metformin in the gastrointestinal tract. Front. Pharmacol. 15, 2024, 1347047.
3）日本糖尿病協会. メトホルミンの適正使用に関するRecommendation. 2020年3月18日改訂.（https://www.nittokyo.or.jp/modules/information/index.php?content_id=23, 2024年6月閲覧）.
4）Yki-Järvinen, H. Thiazolidinediones. N. Engl. J. Med. 351（11）, 2004, 1106-18.
5）Vasudevan, AR. et al. Thiazolidinediones : a review of their mechanisms of insulin sensitization, therapeutic potential, clinical efficacy, and tolerability. Diabetes Technol. Ther. 6（6）, 2004, 850-63.

ビグアナイド薬

作用機序

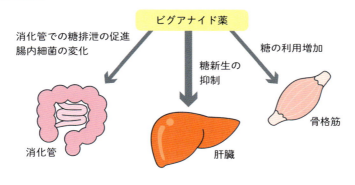
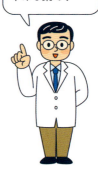

副作用
- 下痢、嘔吐などの消化器症状
- 乳酸アシドーシス

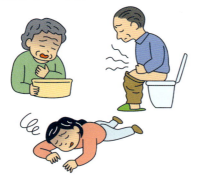

禁忌
- 腎機能障害
 （eGFR 30mL/分/1.73m² 未満）がある人
- 心不全など低酸素血症を起こしやすい人
- 脱水状態にある人
- 過度のアルコール摂取者

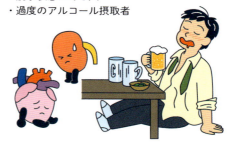

注意点
- シックデイのときはこまめな水分補給と休薬をしましょう
- シックデイの対応をあらかじめ主治医と相談しましょう
- 造影コンピュータ断層撮影（CT）検査後は 48 時間休薬しましょう

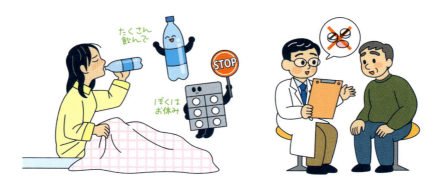

チアゾリジン薬

作用機序

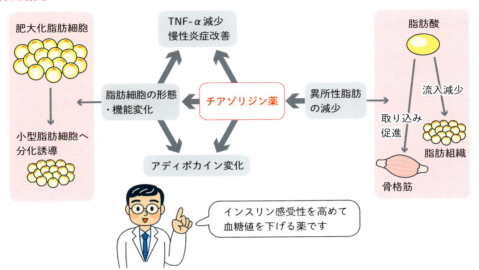

インスリン感受性を高めて血糖値を下げる薬です

副作用

- 浮腫
- 骨折（とくに高齢の女性）

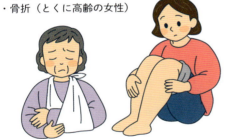

禁忌

- 心不全の既往がある人

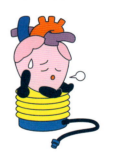

注意点

- シックデイなどで食事がいつもの半分以下しか食べられないときは休薬しましょう
- シックデイの対応をあらかじめ主治医と相談しましょう
- 脂肪細胞の分化・成熟の活性化によって脂肪量や体重が増加する場合があります

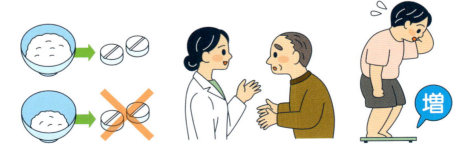

10 経口薬：インスリン分泌促進薬

公立豊岡病院組合立豊岡病院 薬剤部 係長　太田朱美（おおた・あけみ）

スルホニル尿素（SU）薬・速効型インスリン分泌促進薬（グリニド薬）

1. 作用機序

スルホニル尿素（SU）薬、速効型インスリン分泌促進薬（グリニド薬）ともに、膵β細胞のSU受容体に結合し、グルコースによるアデノシン三リン酸（ATP）上昇に関係なくK^+チャネルを閉じます。そのためCa^{2+}イオンが細胞内に入り、インスリンを分泌させます[1]。

SU薬は、インスリン分泌能が比較的保たれているが、食事療法、運動療法によって十分な効果が得られない2型糖尿病の患者に用います。グリニド薬は、2型糖尿病患者で食後高血糖が是正されない場合に用います。

2. 禁忌

SU薬は下痢、嘔吐などの胃腸障害のある患者は禁忌となるため、シックデイ時における服薬について指導が必要です。また、高度腎機能障害のある患者は低血糖のおそれがあるため、処方変更が必要です。

グリニド薬を用いるとき、ナテグリニドのみ透析を必要とするような重篤な腎障害のある患者は禁忌です。

3. 使用上の注意点

➡ SU薬

SU薬は血糖値に関係なくインスリン分泌を行うため、低血糖を起こしやすくなります。腎機能低下者や高齢者では遷延性の低血糖を起こす可能性があるので、減量が必要となるケースもあります。また、SU薬の血糖降下作用を増強する薬としてアスピリン、β遮断薬、ワルファリンカリウムなどがあります。β遮断薬はアドレナリンの作用が遮断されるため、低血糖症状が隠されたり、低血糖からの回復が遅延する可能性があります。逆に、SU薬の効果を減弱する薬としては副腎皮質ホルモンなどがあります。

なお、長期の服用で血糖値が徐々に上昇し、二次無効となることがあります。そして、服薬によって体重増加が起こりやすくなります。

➡ グリニド薬

グリニド薬は、1日3回、毎食直前に服用します。作用は早く発現し、持続時間は短く、インスリン分泌促進作用はSU薬より弱いのが特徴です。SU薬と作用点が同じであるため、併用はしません。低血糖や肝機能障害の副作用に注意しますが、低血糖はSU薬より

も頻度が減少します。食前服用は、服薬遵守率が低下する場合があるため、ほかの薬剤を食前服用に統一するなどの工夫によって、遵守率を保てる可能性があります[2]。

4. 服薬指導

SU薬は、ふだんよりも食事量が少ないとき、食事時間が遅れたとき、活動量が通常よりも多いときに低血糖を起こす可能性があるため、低血糖の具体的な症状とその対応を十分に説明します。また、服薬開始後も食事療法、運動療法を継続します。

グリニド薬を食後投与すると効果発現が遅くなることや低血糖遷延の危険性があります。一方、食前30分に投与すると食事開始前に低血糖を起こすおそれがあります。食事がかならずとれる状態で、「食直前」に服用するように説明します。飲み忘れがないか確認することも大切です。

イメグリミン塩酸塩

1. 作用機序

ミトコンドリアなどの作用を介して、グルコース濃度依存的なインスリン分泌促進作用と、肝臓・骨格筋でインスリン抵抗性を改善する作用（糖新生抑制・糖取り込み能の改善）の2つの作用を有し、血糖降下作用を発揮すると推定されています。適応となるのは2型糖尿病患者です。

2. 禁忌

イメグリミン塩酸塩に対し過敏症の既往歴のある患者、重症ケトーシス、糖尿病性昏睡または前昏睡、1型糖尿病の患者、重症感染症、手術前後、重篤な外傷のある患者では使用できません。

3. 特徴

副作用として胃腸障害（悪心、下痢、便秘など）があります。ビグアナイド薬との併用で胃腸障害が多く認められる傾向にあるため、ビグアナイド薬の配合薬にも注意が必要です。また、腎機能障害患者における情報が十分に得られていないことから、eGFR 45mL/分/1.73m^{2}未満の腎機能障害では血中濃度が著しく上昇するおそれがあるため、投与が推奨されていません。なお、インスリン分泌促進系の薬剤と併用すると、低血糖の発症頻度が増加する可能性があります。

新しいタイプの薬剤であるため、今後の添付文書の改訂などを注視しながら患者指導を行う必要があります。

引用・参考文献

1）二神幸次郎．"スルホニル尿素薬（SU薬）"．糖尿病の薬学管理必携：糖尿病薬物療法認定薬剤師ガイドブック．日本くすりと糖尿病学会編．清野裕ほか監修．東京，じほう，2017，104-12.
2）日本糖尿病学会コンセンサスステートメント策定に関する委員会．2型糖尿病の薬物療法のアルゴリズム（第2

版）. 糖尿病. 66（10）, 2023, 715-33.
3）日本糖尿病学会編・著. 糖尿病治療ガイド2022-2023. 東京, 文光堂, 2022, 156p.
4）オイグルコン®（グリベンクラミド）錠添付文書. 2021年1月改訂（第1版）.（2024年6月閲覧）.
5）グリミクロン®（グリクラジド）錠添付文書. 2022年4月改訂（第2版）.（2024年6月閲覧）.
6）アマリール®（グリメピリド）錠添付文書. 2024年3月改訂（第2版）.（2024年6月閲覧）.
7）スターシス®（ナテグリニド）錠添付文書. 2023年8月改訂（第2版）.（2024年6月閲覧）.
8）グルファスト®（ミチグリニドカルシウム水和物）錠添付文書. 2020年11月改訂（第2版）.（2024年6月閲覧）.
9）シュアポスト®（レパグリニド）錠添付文書. 2022年4月改訂（第3版）.（2024年6月閲覧）.
10）ツイミーグ®（イメグリミン塩酸塩）錠添付文書. 2022年9月改訂（第4版）.（2024年6月閲覧）.
11）Aoyagi, K. et al. Imeglimin mitigates the accumulation of dysfunctional mitochondria to restore insulin secretion and suppress apoptosis of pancreatic β-cells from db/db mice. Sci. Rep. 14（1）, 2024, 6178.

スルホニル尿素（SU）薬・速効型インスリン分泌促進薬（グリニド薬）

ブドウ糖によるインスリン分泌機序

❶ 通常、血液中のグルコース濃度が上昇すると、GLUT2のはたらきによって細胞内にグルコースが取り込まれます

❷ グルコースが細胞内に入るとATP/ADP比が上昇し、ATP感受性K^+チャネルを閉鎖させます

❸ K^+イオンが細胞外に出なくなると細胞膜の脱分極が起こり、電位依存性Ca^{2+}チャネルを開口します

❹ Ca^{2+}イオンを細胞内へ流入させることでインスリンが血液中に分泌されます

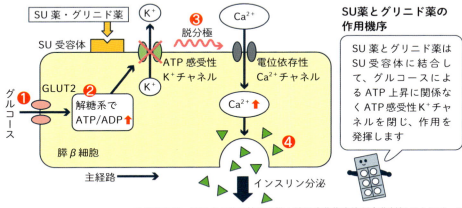

SU薬とグリニド薬の作用機序

SU薬とグリニド薬はSU受容体に結合して、グルコースによるATP上昇に関係なくATP感受性K^+チャネルを閉じ、作用を発揮します

二神幸次郎. 糖尿病の薬学管理必携：糖尿病薬物療法認定薬剤師ガイドブック. 日本くすりと糖尿病学会編. 2017, 104-19. を参考に作成.

禁忌

薬剤	患者	理由
SU薬	重症ケトーシス、糖尿病性昏睡または前昏睡、インスリン依存型糖尿病（若年型糖尿病、ブリットル型糖尿病など）の患者 重症感染症、手術前後、重篤な外傷のある患者	インスリンの適応
	重篤な肝または腎機能障害のある患者	血中濃度が上昇して低血糖を起こすおそれ
	下痢、嘔吐などの胃腸障害のある患者	低血糖を起こすおそれ
	妊婦または妊娠している可能性のある患者	胎盤を通過
	本剤の成分またはスルホンアミド系薬剤に対し過敏症の既往歴のある患者	症状再発
	ボセンタン水和物を投与中の患者（グリベンクラミドのみ）	肝酵素値上昇の発現率が増加
グリニド薬	重症ケトーシス、糖尿病性昏睡または前昏睡、1型糖尿病の患者 重症感染症、手術前後、重篤な外傷のある患者	インスリンの適応
	透析を必要とするような重篤な腎障害のある患者（ナテグリニドのみ）	血中濃度が上昇して低血糖を起こすおそれ
	妊婦または妊娠している可能性のある患者	胎盤を通過
	本剤の成分に対し過敏症の既往歴のある患者	症状再発

二神幸次郎. 糖尿病の薬学管理必携：糖尿病薬物療法認定薬剤師ガイドブック. 日本くすりと糖尿病学会編. 2017, 104-19. を参考に作成.

SU薬に薬物相互作用を与える薬剤

SU薬の作用増強	アスピリン、アゾール系抗真菌薬、プロピオン酸系・アリール酢酸系・オキシカム系・ピラゾロン系NSAIDs、フィブラート系薬、サルファ薬、ST合剤（スルファメトキサゾール・トリメトプリム）、アルコール、クロラムフェニコール、ワルファリンカリウム、アロプリノール、プロベネシド、モノアミン酸化酵素阻害薬、ジベンゾリンコハク酸、ジソピラミド、ピメノール塩酸塩水和物、テトラサイクリン系薬、β遮断薬、クラリスロマイシン、シプロフロキサシン塩酸塩水和物、レボフロキサシン水和物
SU薬の作用減弱	バルビツール酸系薬、リファンピシン、サイアザイド系利尿薬、フロセミド、フェニトイン、フェノチアジン系薬、アドレナリン、副腎皮質ホルモン、成長ホルモン、甲状腺ホルモン、ニコチン酸、イソニアジド、ピラジナミド、卵胞ホルモン、ブセレリン酢酸塩

二神幸次郎. 糖尿病の薬学管理必携：糖尿病薬物療法認定薬剤師ガイドブック. 日本くすりと糖尿病学会編. 2017, 104-12. を参考に作成.

イメグリミン塩酸塩

作用機序

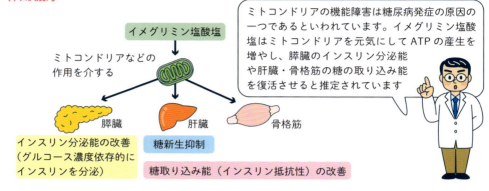

> ミトコンドリアの機能障害は糖尿病発症の原因の一つであるといわれています。イメグリミン塩酸塩はミトコンドリアを元気にしてATPの産生を増やし、膵臓のインスリン分泌能や肝臓・骨格筋の糖の取り込み能を復活させると推定されています

禁忌

患者	理由
重症ケトーシス、糖尿病性昏睡または前昏睡、1型糖尿病の患者 重症感染症、手術前後、重篤な外傷のある患者	インスリンの適応
本剤の成分に対し過敏症の既往歴のある患者	症状再発

ツイミーグ®（イメグリミン塩酸塩）錠添付文書. を参考に作成.

使用上の注意

副作用に胃腸障害（悪心、下痢、便秘など）があります。とくにビグアナイド薬との併用で胃腸障害が多く認められるため注意しましょう

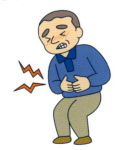

eGFR 45mL/分/1.73m^2 未満の腎機能障害では血中濃度が著しく上昇するおそれがあり、投与が推奨されていません

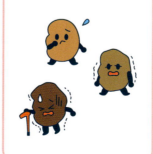

SU薬やグリニド薬と併用すると、低血糖の発症頻度が増加する可能性があります

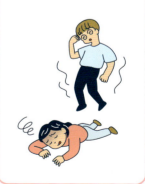

経口薬：糖吸収・排泄調節薬

京都大学大学院 医学研究科 糖尿病・内分泌・栄養内科学　栗原崇（くりはら・たかし）
京都大学大学院 医学研究科 糖尿病・内分泌・栄養内科学 准教授　原田範雄（はらだ・のりお）

はじめに

よく使われる糖尿病の経口薬として、糖吸収・排泄調節薬があります。糖の吸収を調整する薬としてはα-グルコシダーゼ阻害薬（α-GI）があり、糖の排泄を調整する薬としてはSGLT2阻害薬があります。これらの薬剤の作用はインスリンに依存せず、一部の薬剤は1型糖尿病にも使用できます。

α-GIの機序と効果

1. 機序

糖の吸収を調整する薬としてα-GIがあります。白米などに含まれる糖質は、唾液などに含まれるアミラーゼという酵素によって二糖類に分解され、その後小腸に到達します。小腸に達した二糖類は、さらにα-グルコシダーゼという酵素によって単糖類に分解され、単糖類の形で吸収されます。α-GIは、このα-グルコシダーゼを阻害することによって小腸における二糖類の分解を抑制し、糖質の吸収を遅延させます。

2. 効果

糖質の吸収が遅れるため、血糖値の急激な上昇が是正され、食後血糖値のピークの低下と遅延が期待できます。ただし、食事の30分以上前や食後の服用では十分な効果が発揮されないため、食直前に服用してもらいます。

α-GIの注意点

α-GI服用中は、上部小腸で吸収しきれない二糖類が下部小腸に流入し、そこで細菌に分解されるためガスが発生しやすくなります。このため、腹部膨満感や放屁増加などの副作用がみられることがあります。開腹手術や腸閉塞の既往がある場合はこれらの副作用が起こりやすいため、とくに注意が必要です。また、α-GIを使用しているあいだは二糖類の分解に時間がかかるため、低血糖時にはすみやかな吸収が期待できるブドウ糖で対応するようにします。また、食事をとらないときは休薬するようにしましょう。

SGLT2阻害薬の機序と効果

糖の排泄を調整する薬としてSGLT2阻害薬があります。血液中に含まれるブドウ糖は、腎臓の中の糸球体で血液から濾しとられ、おもにSGLT2というたんぱく質のはたらきに

よって尿細管で取り込まれ、血液に戻ります。SGLT2阻害薬は、このSGLT2のはたらきを阻害することで尿での糖排泄を促進し、血糖値を降下させます。実際にSGLT2阻害薬を服用すると、1日100g程度のブドウ糖の排泄が見込めるとされています。これは400kcal程度のエネルギー消失に相当し、血糖値への作用に加えて体重減少の効果も期待できるため、肥満を伴う患者によく用いられます。

このように糖尿病治療薬として使用されているSGLT2阻害薬ですが、最近になって心臓や腎臓を保護する作用もあることがわかってきました。そのため、糖尿病のない心不全や慢性腎臓病の患者に対しても使用される機会が増加しています。

SGLT2阻害薬の注意点

糖尿病をもつやせ型の患者がSLGT2阻害薬を服用すると、エネルギー消失に伴ってサルコペニアのリスクが上がるため、注意が必要です。また、食事摂取が安定しない患者では飢餓や脱水のリスクがあるほか、ケトアシドーシス（インスリンの不足によって生じたケトン体が蓄積し、体が酸性になって多臓器不全をきたしうる状態）という重篤な副作用も懸念されます。こまめに水分を摂取するとともに、欠食を伴う周術期や検査前後、シックデイ（食事がとれなくなるなどの体調不良のとき）にはしっかり休薬することが不可欠です。さらに、尿中の糖を餌にする細菌が増殖し、尿路感染症のリスクが上がるため、陰部を清潔に保つことが重要です。重篤例はほとんどないものの、SGLT2阻害薬の開始後2週間以内は掻痒症や紅斑などの皮膚症状をきたすケースも散見されるため、患者の皮膚の観察を怠らないことも肝要です。

α-GI の機序と効果

機序

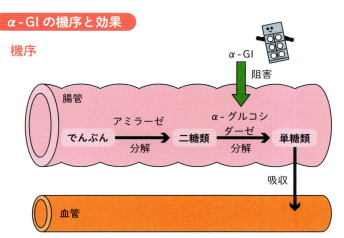

でんぷんなどの糖質は、単糖類に分解されたうえで血管へ取り込まれますが、α-グルコシダーゼ阻害薬（α-GI）はその分解を阻害します

効果

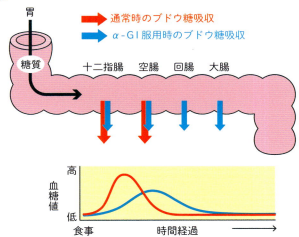

α-GI は、糖質の吸収を遅らせることで食後血糖値のピークの低下と遅延をもたらします

α-GI の注意点

副作用	低血糖時	食事をとらないとき
腹部膨満感や放屁増加	ブドウ糖や、ブドウ糖を多く含む飲みもので対応します	休薬します
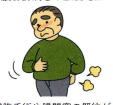	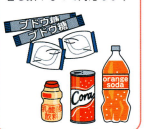	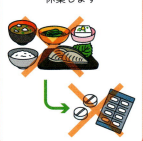
開腹手術や腸閉塞の既往がある場合はこれらの副作用が起こりやすいので注意！		

SGLT2 阻害薬の機序と効果

糖を尿細管から血流へ再吸収させる SGLT2 を阻害することで、尿中への糖排泄を増加させます

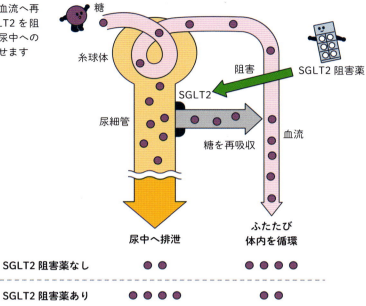

SGLT2 阻害薬の注意点

注意点	対策
エネルギー消失に伴ってサルコペニアのリスクが上がります 食事摂取が安定しない患者さんでは、飢餓や脱水、ケトアシドーシスの危険もあります	こまめに水分を摂取するとともに、欠食を伴う周術期や検査前後、シックデイ（食事がとれなくなるなどの体調不良時）にはしっかり休薬しましょう
尿中の糖を餌にする細菌が増殖し、尿路感染症のリスクが上がります	陰部を清潔に保ちましょう
SGLT2 阻害薬の開始後 2 週間以内は、搔痒症や紅斑などの皮膚症状をきたすことがあります	皮膚の観察を怠らないようにしましょう

12 インクレチン関連薬

公益財団法人田附興風会医学研究所北野病院 理事長　**稲垣暢也**（いながき・のぶや）

インクレチン

　インクレチンとは食事摂取に伴って腸管から分泌されるホルモンで、グルコース依存性インスリン分泌刺激ポリペプチド（GIP）とグルカゴン様ペプチド-1（GLP-1）の2種類があります。高血糖時に膵臓のβ細胞にはたらきかけてインスリン分泌を刺激し、血糖値を低下させるインクレチン作用に加え、膵臓以外の臓器にもさまざまな膵外作用を有しています。

インクレチン関連薬

1. 作用機序

　インクレチン関連薬はインクレチン作用を増強するために開発された薬剤です。GIPとGLP-1は、体内でジペプチジルペプチダーゼ（DPP-4）というホルモンによってすみやかに分解されます。そのため、インクレチン関連薬にはDPP-4活性を阻害することによってGIPとGLP-1の両方の作用を増強するDPP-4阻害薬、DPP-4によって分解されにくい構造をしたペプチド薬であるGLP-1受容体作動薬とGIP/GLP-1受容体作動薬があります。

2. DPP-4阻害薬

　DPP-4阻害薬は経口薬で、欧米人と比較して日本人では効果が強く、また比較的副作用が少ないため高齢者に使いやすく、わが国においてもっとも多くの2型糖尿病患者に処方されています。1日2回服用、1日1回服用、週1回服用の製剤があります。

3. GLP-1受容体作動薬

　GLP-1受容体作動薬の多くは皮下注射薬ですが、最近は経口薬も登場しています。現在わが国で用いられている注射薬には、1日1回または2回投与の製剤と、週1回投与の製剤があり、経口薬は1日1回投与となっています。経口薬の場合、1日の最初の空腹時（朝食前）にコップ半量以下の水で服用し、その後最低30分は絶飲食、かつほかの薬を服用しないことが大切です。一般的にはDPP-4阻害薬よりも強い血糖降下作用がみられます。

4. GIP/GLP-1受容体作動薬

　GIP/GLP-1受容体作動薬は、GIPとGLP-1受容体作動薬であるエキセナチドの両方に構造が類似するペプチド薬です。GIP受容体とGLP-1受容体の両方に作用し、GLP-1

受容体作動薬と同等以上の強い血糖降下作用がみられます。

5. 配合注射薬

持効型溶解インスリン製剤と GLP-1 受容体作動薬が一定の比率で配合された、1 日 1 回投与の配合注射薬があります。前者の空腹時血糖降下作用と、後者の食後血糖降下作用の両方が期待できます。各単剤での併用と比べ、患者の服薬アドヒアランスの向上が期待できるうえ、新規導入の場合には漸増が緩徐なため消化器症状が出にくいという利点があります。一方で、インスリン量によって GLP-1 受容体作動薬の量が規定されるという欠点があります。

膵外作用

GLP-1 受容体作動薬と GIP/GLP-1 受容体作動薬は、インスリン分泌を増強する作用のほかに、胃内容物の排出を遅延させる作用や、食欲を抑制し体重を減少させる作用がみられます。高用量の GLP-1 受容体作動薬セマグルチドは体重減少作用が強く、ウゴービ®は肥満症の治療薬としてわが国で登場しました。GIP/GLP-1 受容体作動薬も GLP-1 受容体作動薬と同等以上の強い体重減少作用を有することがあきらかにされています。

注意点

インスリン製剤の代替薬ではないため、1 型糖尿病に適応はありません。また、DPP-4 阻害薬と GLP-1 受容体作動薬または GIP/GLP-1 受容体作動薬の併用は認められていません。GLP-1 受容体作動薬と GIP/GLP-1 受容体作動薬は、とくに導入時に悪心や嘔吐、便秘、下痢といった消化器症状が多く認められるため、投与開始前には十分な説明を行い、通常低用量から漸増します（デュラグルチドの場合は単一用量）。高齢者に用いる場合はサルコペニアやフレイルのリスクがあるため、食事摂取量や体重の推移に注意が必要です。また、インクレチン関連薬は腸閉塞や胆嚢・胆道疾患をひき起こすリスクがあるため、これらの既往歴の有無に注意し、発症が疑われる場合には投与を中止して適切な処置を行う必要があります。

引用・参考文献
1) 稲垣暢也. GLP-1 受容体作動薬の最前線. 日本内科学会雑誌. 112（9）, 2023, 1613-8.
2) 稲垣暢也. 受容体作動薬の分類と血糖改善・体重減少効果のメカニズム. 医学のあゆみ. 288（12）, 2024, 960-5.

インクレチン

インクレチンとは食事の摂取によって腸管から分泌されるホルモンで、GIPとGLP-1があります
グルコース（ブドウ糖）によるインスリン分泌を刺激し、血糖値を低下させる作用があります

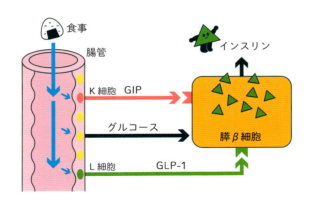

インクレチン関連薬

作用機序

インクレチン関連薬はインクレチンの作用を高めるために開発された薬剤です
DPP-4阻害薬、GLP-1受容体作動薬、GIP/GLP-1受容体作動薬があります

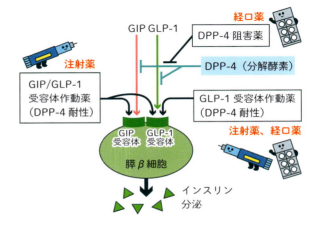

DPP-4阻害薬	GLP-1受容体作動薬	GIP/GLP-1受容体作動薬
（1日1〜2回 または週1回）	（1日1〜2回または週1回注射、1日1回服用）	（週1回注射）

 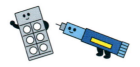

経口薬 　　　経口薬　注射薬　　　注射薬

インクレチンの分解酵素であるDPP-4の活性を阻害することによってインクレチン作用を増強し、血糖値を低下させる経口薬です

DPP-4による分解を受けにくい構造をしたペプチド薬です
GLP-1受容体に作用し、強い血糖降下作用を有します
多くは皮下注射薬ですが経口薬もあります

GIP/GLP-1受容体作動薬はGIP受容体とGLP-1受容体の両方に作用するペプチド薬で、強い血糖降下作用を有する皮下注射薬です

配合注射薬

持効型溶解インスリン製剤とGLP-1受容体作動薬が一定の比率で配合された、1日1回投与の配合注射薬があります

	空腹時血糖値	食後血糖値
持効型溶解インスリン製剤	↓	↓
GLP-1受容体作動薬	↓	↓
配合注射薬	↓	↓

膵外作用

GLP-1受容体作動薬とGIP/GLP-1受容体作動薬には、胃内容の排出を遅延させる作用や、食欲を抑制し体重を減少させる作用があります

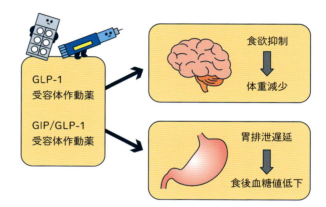

注意点

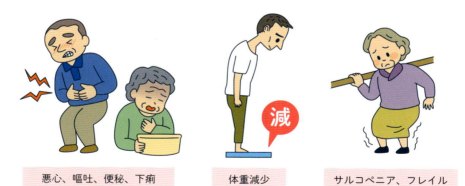

悪心、嘔吐、便秘、下痢 / 体重減少 / サルコペニア、フレイル

インスリン製剤の代替薬ではないため、1型糖尿病に適応はありません
GLP-1受容体作動薬とGIP/GLP-1受容体作動薬では、とくに導入時には悪心、嘔吐、便秘、下痢といった消化器症状が多くみられます
高齢者ではサルコペニアやフレイルに注意が必要です

13 インスリン製剤

公立豊岡病院組合立豊岡病院 薬剤部 主任　**松原一磨**（まつばら・かずま）

インスリンとは

　インスリンは膵臓のβ細胞から分泌されるホルモンです。細胞が血液中のブドウ糖を取り込むのを助け、血糖値を下げるはたらきがあります。インスリン療法は、このインスリンを外部から補うことで、生理的かつ確実に血糖値を下げる治療法です。健常者のインスリン分泌には、空腹時血糖値を制御する基礎インスリン分泌と、食後血糖値を制御する追加インスリン分泌があります。インスリン療法の基本は、健常者の血中インスリン変動パターンをインスリン注射によって模倣です。

インスリン療法の適応

　インスリン療法の適応には、インスリン療法が必須である「絶対的適応」と、必須ではないが使用が望ましい「相対的適応」があります。インスリン分泌が高度に低下したインスリン依存状態では、インスリンの頻回注射や持続皮下インスリン注入を行う強化インスリン療法が基本となり、いかなる場合にもインスリン注射を中断してはなりません。そのほか、安全性のため経口血糖降下薬が使用できない妊婦や、血糖管理が困難となる重症感染症、周術期などがインスリン療法の絶対的適応に該当します。

インスリン製剤の種類

　インスリン製剤は、作用発現時間や作用持続時間によって「超速効型」「速効型」「中間型」「持効型溶解」「混合型」「配合溶解」に分類され、患者の病態やライフスタイルに合わせて使い分けられています。

1. 超速効型インスリン製剤

　追加インスリン分泌を補い、食後の高血糖を抑えるインスリン製剤です。作用発現が速く、最大作用時間が短いのが特徴で、食直前に投与します。2020年には、食後のすみやかな生理的インスリン分泌を再現するため、添加剤を加えて皮下からの吸収を速めた製剤であるフィアスプ®（インスリンアスパルト）とルムジェブ®（インスリンリスプロ）が発売されています。従来の製剤より作用発現時間が速く、食後投与も可能であり、「食事開始時（食事開始前の2分以内）に投与すること。食事開始後の投与の場合は、食事開始から20分以内に投与すること」とされています。

2. 速効型インスリン製剤

追加インスリン分泌を補い、食後の高血糖を抑えるインスリン製剤です。レギュラーインスリンともよばれ、皮下注射のほかに筋肉内注射や静脈内注射が可能です。静脈内注射の場合はバイアル製剤を用い、シリンジポンプや点滴本体に混注して投与します。皮下注射の場合、作用発現まで30分程度の時間を要するため食前30分に投与します。

3. 中間型インスリン製剤

持続化剤としてプロタミン硫酸塩を添加し作用時間を長くした製剤で、おもに基礎インスリン分泌を補います。懸濁製剤で、使用前に十分に懸濁（混和）する必要があります。

4. 持効型溶解インスリン製剤

基礎インスリン分泌を補い、空腹時血糖値の上昇を抑えるインスリン製剤です。皮下注射後緩徐に吸収されるため作用発現が遅く、ほぼ1日にわたり持続的な作用を示します。GLP-1受容体作動薬との配合薬にも持効型溶解インスリン製剤が配合されています。

5. 混合型インスリン製剤

超速効型、または速効型インスリン製剤と中間型インスリン製剤をさまざまな比率で混合した製剤です。懸濁製剤で、使用前に十分に懸濁（混和）する必要があります。

6. 配合溶解インスリン製剤

超速効型インスリン製剤と持効型溶解インスリン製剤を配合した製剤です。現在発売されている製剤はライゾデグ®（インスリンアスパルトとインスリンデグルデクが3：7の割合で配合された製剤）のみです。混合型インスリン製剤と異なり懸濁操作が不要です。

インスリン製剤使用時の注意点

インスリン製剤の禁忌は、「低血糖症状を呈している患者」と「その製剤の成分に対し過敏症の既往歴のある患者」です。副作用としては、第一に低血糖があげられます。ブドウ糖やグルカゴン点鼻薬などで適切に対処する必要があるため、具体的な対処方法について確認しておきましょう。また低血糖を起こしやすい原因にも注意が必要です。

皮膚合併症も重要な副作用の一つです。インスリンアレルギーのほか、インスリン由来アミロイドーシス（インスリンボール）とリポジストロフィーがあり、それぞれ注射部位に腫瘤や硬結（しこりのようなもの）を認めることがあります。予防のためには注射部位を毎回変えること（ローテーション）が重要であり、腫瘤や硬結を認めた場合はインスリンの吸収障害をひき起こすためその部位を避けて注射します。

引用・参考文献
1) 日本糖尿病学会編・著. "インスリン療法". 糖尿病治療ガイド2022-2023. 東京, 文光堂, 2022, 70-7.
2) 永瀬晃正ほか. インスリン由来アミロイドーシス（インスリンボール）とインスリン療法の皮膚合併症. 日本薬理学雑誌. 158 (2), 2023, 173-7.

インスリンとは

インスリンのはたらき

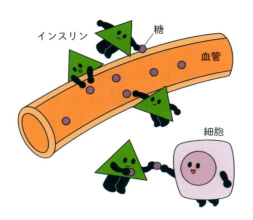

細胞は糖をエネルギー源として利用したり、グリコーゲンや脂肪として蓄積したりしています
インスリンがなければ血液中のブドウ糖を細胞に取り込めず、高血糖になります
インスリン療法ではインスリンを注射して体内に入れ、血糖値を下げます

健常者のインスリン分泌

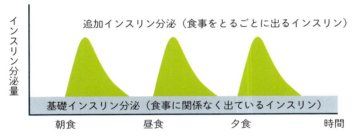

日本糖尿病学会編・著.糖尿病治療ガイド2022-2023.東京,文光堂,2022,70-7.を参考に作成.

インスリン療法の適応

絶対的適応
①インスリン依存状態
②高血糖性の昏睡(糖尿病ケトアシドーシス、高浸透圧高血糖状態)
③重症の肝障害、腎障害を合併しているとき
④重症感染症、外傷、中程度以上の外科手術(全身麻酔など)
⑤糖尿病合併妊婦
⑥静脈栄養時の血糖管理

相対的適応
①インスリン非依存状態の例でも、著明な高血糖(空腹時血糖値250mg/dL以上、随時血糖値350mg/dL以上)を認める場合
②経口薬療法のみでは良好な血糖管理が得られない場合
③やせ型で栄養状態が低下している場合
④ステロイド治療時に高血糖を認める場合
⑤糖毒性を積極的に解除する場合

日本糖尿病学会編・著.糖尿病治療ガイド2022-2023.東京,文光堂,2022,70-7.を参考に作成.

インスリン製剤の種類

分類	作用動態モデル（時間） 0 6 12 18 24	作用発現時間	最大作用時間	作用持続時間
超速効型		10〜20分（ルムジェブ®、フィアスプ®はより速い）	1〜3時間	4〜5時間
速効型		約30分（〜1時間）	1〜3時間	5〜7時間 約8時間
中間型		1〜3時間	4〜12時間	約24時間
持効型溶解		1〜2時間	あきらかなピークなし（レベミル®は3〜14時間）	約24時間（トレシーバ®は42時間超）
混合型		混合された速効型または超速効型と同じ	1〜12時間（製剤により異なる）	混合された中間型と同じ
配合溶解		10〜20分	1〜3時間	42時間超

日本糖尿病学会編・著．糖尿病治療ガイド 2022-2023．東京，文光堂，2022，70-7．を参考に作成．

インスリン製剤使用時の注意点

低血糖を起こしやすい原因

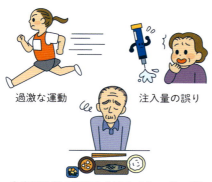

過激な運動　　注入量の誤り

食事摂取量の低下や食事タイミングのずれ

皮膚合併症の予防

注射部位のローテーション

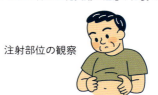

2〜3cm ずらす

注射部位は腹部以外に上腕、臀部、大腿が可能ですが、それぞれ吸収速度が異なる（腹部より遅い）ため、変更の際は血糖変動に注意が必要です

注射部位の観察

インスリンポンプと血糖モニタリング

神戸大学大学院 医学研究科 糖尿病・内分泌内科部門 准教授　廣田勇士（ひろた・ゆうし）

CGMとは

血糖値を知るためには血糖自己測定（SMBG）か持続グルコースモニター（CGM）を行います。SMGBはその瞬間の血糖値を測定する方法ですが、CGMは持続的に血糖値を測定するもので、腹部などの皮下組織にセンサを装着し、連続的にグルコース値を記録することができます。

わが国で使用可能なCGM

わが国で使用可能なCGMは、検査に用いられるプロフェッショナル（レトロスペクティブ）CGMと、患者自身が治療に用いるCGMであるリアルタイムCGM（rtCGM）、および間歇スキャン式CGM（isCGM）に大別されます。

1. プロフェショナルCGM

一定の時間装着したあと、ふり返って評価するためのCGMです。2024年時点で、アボット社のFreeStyleリブレProのみが発売されています。使用するためには施設基準を満たす必要があり、「1型糖尿病患者」あるいは「低血糖発作をくり返すなど重篤な有害事象が起こっている血糖管理が不安定な2型糖尿病患者」に適用があります。FreeStyleリブレProは、2024年12月に販売中止となります。リアルタイムCGMとして用いられるFreeStyleリブレ2、Dexcom G7 CGMシステムもプロフェッショナルCGMとしての加算である「D231-2 皮下連続式グルコース測定（一連につき）」での保険算定が可能です。Dexcom G7 CGMシステムをモニターで使用する際にはブラインドモードがありますが、Dexcom G7 CGMシステムの専用アプリでの使用時やFreeStyleリブレ2には、ブラインドモードはありません。

2. リアルタイムCGM（rtCGM）

センサを装着しておくと、モニターやアプリケーション（FreeStyleリブレLink）をインストールしたスマートフォンなどで、血糖推移をリアルタイムに把握できる機器です。2024年時点では、Dexcom G7 CGMシステム、ガーディアン™ コネクトがrtCGMとして使用でき、さらにアプリケーション使用時にのみアボット社のFreeStyleリブレ2もrtCGMとして使用できます。インスリン注射を1日に1回以上行っている糖尿病患者に適用されます。なお、持続血糖測定器加算は適用患者が異なります。インスリンポンプ一体型rtCGM（SAP）もあります。

3. 間歇スキャン式CGM（isCGM）

リーダーや専用アプリケーションをインストールしたスマートフォンをセンサにかざすと、CGMデータを確認できます。FreeStyleリブレ2にはアラート機能が備わっています。インスリン注射を1日に1回以上行っている糖尿病患者に適用されます。

CGMのメリット・注意点

1. メリット

プロフェッショナルCGMも含め、食事や運動、薬剤と血糖変動がどのように関係しているかを理解しやすいというメリットがあります。またrtCGMやisCGMでは、血糖値の推移が矢印でトレンドとして表示されるため、高血糖に対するインスリンの注入や、低血糖に対する糖分摂取など、状況に応じた対応をとりやすくなります。また、高血糖や低血糖に対するアラーム・アラート機能があり、低血糖や高血糖の回避に役立ちます。

2. 注意点

CGMは皮下の間質液中のグルコース濃度を測定しており、血糖値に対して数分程度の時間的な遅れが生じている点を理解しておくことが重要です。また、皮膚のかぶれなどのトラブルが生じる場合があることも注意点です。

インスリンポンプ療法とは

1. インスリンポンプによるインスリン注入

インスリンポンプ療法（CSII）は、携帯型のインスリン注入ポンプを用いて、インスリンを持続的に皮下に注入する治療法です。健常人のインスリン分泌パターンに近づけるように基礎インスリンの設定を調整することが可能で、おもに1型糖尿病患者に対する治療法として用いられています。

2. わが国で使用可能なインスリンポンプ

現在、わが国で用いることのできるインスリンポンプには、2つのタイプがあります。ミニメド社のインスリンポンプは小型のデバイスで、チューブを介してカニューレが皮膚に挿入されます。それに対し、テルモ社のパッチポンプは直接皮膚に貼りつけるデバイスで、チューブがありません。

3. センサーつきインスリンポンプ（SAP）

インスリンポンプ本体としてのみ用いる場合には両機器の機能に大きな違いはありませんが、ミニメド社のインスリンポンプはrtCGM機能を付随したセンサーつきインスリンポンプ（SAP）療法が可能です。さらに2024年時点で、基礎インスリンの調整および高血糖時の追加インスリン投与がアルゴリズムによって自動制御されるアドバンスハイブリッドクローズドループ（AHCL）療法も可能です。

インスリンポンプ療法のメリット・注意点

1. メリット

　インスリンポンプ療法では、基礎インスリン量をプログラムすることで生理的なインスリン分泌パターンに近づけることが可能です。これによって血糖管理状態が改善し、低血糖が減少することも知られています。AHCL療法ではアルゴリズムによる自動制御が行われるため、よりよい血糖管理が達成できることが知られています。

2. 注意点

　インスリン注入が停止した場合には、容易にケトアシドーシスに陥る可能性があります。皮膚に穿刺しているカニューレの閉塞や、穿刺部位の折れ曲がりなどといったトラブルが生じやすいことが知られており、トラブル時にはカニューレを交換したり、一時的にペン型注入器でインスリンを注射したりといった対応を行う必要があります。ふだんからトラブルへの対応方法を理解しておくことは、インスリンポンプ療法を安全に行うために重要です。また皮膚トラブルも起こる可能性があり、注意が必要です。

引用・参考文献

1) メドトロニック. 糖尿病：インスリンポンプ療法とは. (https://www.medtronic.com/jp-ja/your-health/treatments-therapies/diabetes/therapy.html, 2024年6月閲覧).
2) テルモホームページ. (https://medisafewith.terumo.com/jp/jp/, 2024年6月閲覧).
3) メドトロニック. ミニメド™780Gインスリンポンプ はじめてみよう！ ハイブリッドクローズドループ. (https://www.medtronic.com/jp-ja/healthcare-professionals/products/diabetes/insulin-pump-systems/minimed-780g/guides/smartguard.html, 2024年6月閲覧).

CGMとは

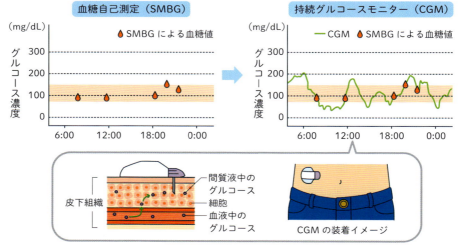

メドトロニック社資材を参考に作成.

- 血糖自己測定（SMBG）でわかる血糖値は、その瞬間だけの状態を示します
- 持続グルコースモニター（CGM）では、血糖値が「何をした（何が起こった）とき」「どのように変化するのか」をみることができます

わが国で使用可能なCGM

プロフェッショナルCGM

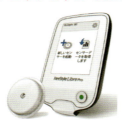

FreeStyle リブレ Pro
（画像提供：アボットジャパン）

間歇スキャン式CGM（isCGM）

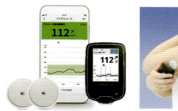

FreeStyle リブレ 2
（画像提供：アボットジャパン）

リアルタイムCGM（rtCGM）

インスリンポンプ一体型 rtCGM（SAP）　　　単体型 rtCGM

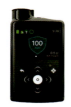

ミニメド™780G システム
（画像提供：日本メドトロニック）

ガーディアン™ コネクト

Dexcom G7 CGM システム
（画像提供：デクスコム社）

CGMのメリット・注意点

メリット
- 食事や運動、薬剤と血糖変動がどのように関係しているかを理解しやすいです
- rtCGM や isCGM では、血糖値の推移が矢印でトレンドとして表示されるため、高血糖に対するインスリンの注入や、低血糖に対する糖分摂取など、状況に応じた対応をとりやすくなります
- 下図のように、高血糖や低血糖に対するアラーム・アラート機能があり、低血糖や高血糖の回避に役立ちます

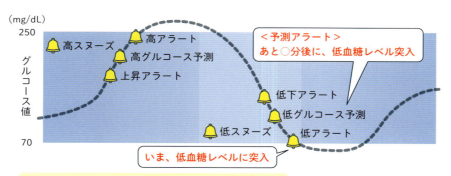

- 高／低アラート（高アラート／低アラート）
- 予測アラート（高グルコース予測／低グルコース予測）
- 速度アラート（上昇アラート／低下アラート）

メドトロニック社資材を参考に作成.

注意点
- CGM は皮下の間質液中のグルコース濃度を測定しており、血糖値に対して数分程度の時間的な遅れが生じています
- 低血糖時など正確な数値が必要な場合には血糖自己測定（SMBG）を行う必要があります
- 皮膚のかぶれなどのトラブルが生じる場合があります

インスリンポンプ療法

インスリンポンプによるインスリン注入

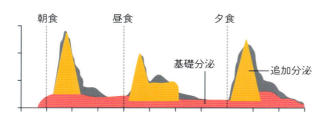

基礎分泌
超速効型インスリンを時間ごとに適切な量で、持続的に注入

追加分泌
超速効型インスリンを食事前などに必要な量、投与できる

- インスリンポンプ療法（CSII）は、携帯型のインスリン注入ポンプを用いて、インスリンを持続的に皮下に注入する治療法です
- 健常人のインスリン分泌パターンに近づけるように基礎インスリンの設定を調整することが可能で、おもに 1 型糖尿病患者に対する治療法として用いられています

わが国で使用可能なインスリンポンプ

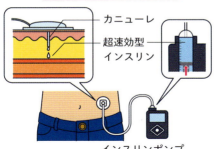

ミニメド™780G システム

インスリンの入ったポンプをボタン操作し、チューブを通してインスリンを注入します

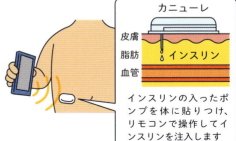

メディセーフウィズ™

インスリンの入ったポンプを体に貼りつけ、リモコンで操作してインスリンを注入します

メドトロニック．糖尿病：インスリンポンプ療法とは．テルモホームページ．を参考に作成．

センサーつきインスリンポンプ（SAP）

● データを無線でポンプに送信します

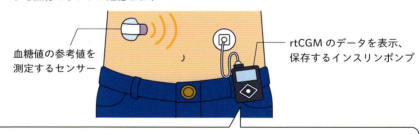

- 血糖値の参考値を測定するセンサー
- rtCGM のデータを表示、保存するインスリンポンプ

● 血糖変動をグラフで確認できます
● 低血糖 / 高血糖の可能性をアラートで知らせます
● CGM 値に基づき、基礎インスリン・追加インスリンの自動制御が可能な製品もあります

メドトロニック．糖尿病：インスリンポンプ療法とは．を参考に作成．

インスリンポンプ療法のメリット・注意点

メリット
- 基礎インスリン量をプログラムすることで、生理的なインスリン分泌パターンに近づけることが可能です
- これによって血糖管理状態が改善し、低血糖が減少することも知られています

注意点
- インスリン注入が停止した場合、すぐにケトアシドーシスに陥る可能性があります
- 機器にトラブルが起こる可能性がありますが、そんなときにもインスリン療法を続けられるよう、「トラブルが生じた部品を交換する」「ペン型注入器でインスリンを注射する」などの対応方法を知っておかなければなりません
- 皮膚トラブルが起こる場合があります

第4章

糖尿病療養支援に必要な知識

1 低血糖とシックデイ

公立豊岡病院組合立豊岡病院 内分泌・糖尿病内科 医長　和田里美 (わだ・さとみ)

低血糖

1. 低血糖の原因

　血糖値を下げる治療の効果と、血糖値を上げる・維持する力のバランスが崩れたときに低血糖を生じます。とくに、インスリン製剤やインスリン分泌促進系薬剤は低血糖を生じるリスクが高い薬剤です。薬を誤って服用した、食事の時間が遅れた、いつもより食事や炭水化物の摂取量が少ない、いつもより激しい運動や長時間の運動をした、飲酒した、入浴したなどの行為が誘因となります。なかでも、運動はその途中だけでなく、運動が終わったあとやその日の夜、翌朝にも低血糖になることがあるため、注意が必要です。

2. 低血糖の症状

　ブドウ糖（血糖）は脳（中枢神経系）や赤血球などにおける重要なエネルギー源です。低血糖状態では中枢神経系がはたらかなくなり、重度になると命にかかわる状態になります。これを避けるために、体は低血糖状態から回復するためのさまざまな防御機構である拮抗調整反応をもっています。低血糖症状は、低血糖に対する体の防御反応と、低血糖による中枢神経系の機能不全が出現したものです。一般的に、血糖値が70mg/dL未満の状態を低血糖といいます。血糖値が60〜70mg/dLになると自律神経（交感神経）が刺激され、動悸や冷や汗、手のふるえ、空腹感などが出現します。50mg/dL程度まで低下すると中枢神経系の機能が低下し、頭痛やめまい、集中力の低下、眠気などが出現します。30mg/dL前後になると大脳機能が低下し、昏睡やけいれんなどが生じて、周囲の人の手助けが必要な「重症低血糖」となります。重症低血糖は致死性不整脈や心筋虚血、認知症、意識障害の後遺症などをひき起こすことがあるため、非常に危険な低血糖です。

3. 無自覚性低血糖

　重症化を予防するためには、低血糖にできるだけ早く気づき、血糖値を上昇させる対応をとることが重要です。しかし、自律神経症状が起こらない、または症状に気がつかない「無自覚性低血糖」を起こす場合があります。自覚症状がないため低血糖への対応ができず、血糖値が下がり続けて、突然に意識障害で倒れてしまうというケースは少なくありません。無自覚性低血糖を防ぐためには、低血糖発作を回避することが重要です。低血糖のない状態を3週間維持すると、自律神経の低血糖への反応が回復するといわれています。

　低血糖発作により中枢神経系症状が出現すると判断力が低下し、ふだんどおり動くことができなくなります。とくにインスリン療法中は、車を運転する前にはかならず血糖測定を

行うようにしましょう。危険な場所や高所での作業、機械操作のときにも注意が必要です。

4. 低血糖時の対応

低血糖や低血糖症状が出現した場合には、すぐにブドウ糖10gの服用または相当量の補食を行います。意識がなく経口摂取が困難な場合は救急要請し、医療機関または救急隊が経静脈的にブドウ糖の投与を行います。また、重症低血糖の際の緊急処置薬として、グルカゴン点鼻薬は家族などの周りの人も使用することができます。家族や学校、施設などと協力、連携して重症低血糖に備えましょう。

シックデイ

糖尿病だけでなく何らかの持病をもっている人が、感染症や外傷、精神的ストレスなどのほかの急性疾患を患った状態をシックデイといいます。糖尿病治療中のシックデイには、発熱や嘔気・嘔吐、下痢などでいつもどおりの食事がとれないことによる低血糖や、炎症性ストレス、脱水による高血糖などが出現し、血糖変動の幅が大きくなります。糖尿病性ケトアシドーシスや高浸透圧高血糖状態などの高血糖緊急症（急性合併症）はシックデイを契機として発症しやすく、また高血糖状態は免疫力を低下させるため、急性疾患の治癒遅延、重症化につながることがあります。欠食を伴う周術期も、急性疾患にかかったときと同じように食事摂取量や血糖値が不安定になるため、シックデイに準じて対応します。

シックデイルールは、まず十分な休養（保温、安静）をとります。脱水予防に1日1～1.5Lの水分摂取（水、お茶）をし、ケトーシス予防のために消化のよい炭水化物を摂取します。ただし、高血糖時には清涼飲料水やジュース類をとりすぎないように注意しましょう。

シックデイのときの薬は体調に合わせて調整が必要です。高血糖になることが多いため、インスリン製剤は自己判断で中止しないことが重要です。持効型溶解インスリン製剤はふだんと同じ単位数で継続します。超速効型・速効型インスリン製剤は食事摂取量（おもに炭水化物）や血糖値に応じて調整します。食事摂取量の判断に自信がないときは、先に食事摂取を行い、食事量に応じて単位数を調整します。血糖測定は3～4時間ごとに行うことを推奨します。経口血糖降下薬では、低血糖リスクが高い薬剤や消化器症状の副作用が生じやすい薬剤は減量、中止することがあります。近年では配合薬や混合製剤の利用が増えているため、あらかじめ主治医とルールを相談しておきましょう。シックデイルールに沿った対応をしていても体調が改善しない場合には、病院を受診しましょう。

引用・参考文献

1) 森野勝太郎ほか監. "糖代謝異常". 病気がみえる vol.3：糖尿病・代謝・内分泌 第5版. 東京, メディックメディア, 2019, 4-97.
2) 日本糖尿病学会編・著. "糖尿病における急性代謝失調・シックデイ（感染症を含む）"糖尿病診療ガイドライン2024. 東京, 南江堂, 2024, 447-65.

低血糖

低血糖の原因

食事	運動	薬剤
・少ない食事（炭水化物）、欠食 ・食事の時間の遅れ　・飲酒	・運動量の増加 ・運動時間の延長 ・空腹時の運動 ・入浴時間の延長	・量の間違い 　（重ね飲みなど） ・時間の間違い ・注射部位の変更

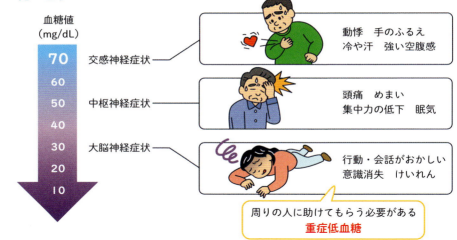

血糖値が上昇する力 ／ 血糖値が降下する力 ／ 血糖値のバランス

低血糖の症状

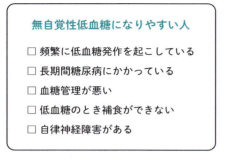

血糖値（mg/dL）

- 交感神経症状：動悸　手のふるえ　冷や汗　強い空腹感
- 中枢神経症状：頭痛　めまい　集中力の低下　眠気
- 大脳神経症状：行動・会話がおかしい　意識消失　けいれん

周りの人に助けてもらう必要がある　**重症低血糖**

無自覚性低血糖

無自覚性低血糖になりやすい人
- □ 頻繁に低血糖発作を起こしている
- □ 長期間糖尿病にかかっている
- □ 血糖管理が悪い
- □ 低血糖のとき補食ができない
- □ 自律神経障害がある

高所作業や運転など危険を伴う作業の前にはこまめに血糖測定をしましょう

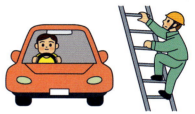

無自覚性低血糖に対応できないことは自動車免許欠格事項のひとつです

低血糖時の対応

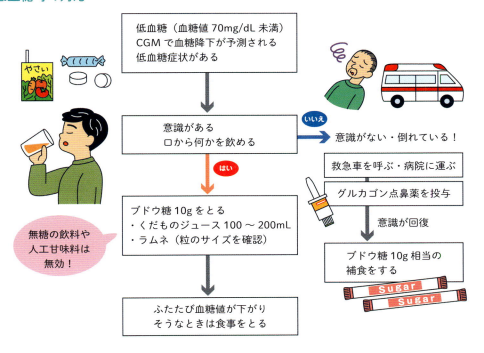

シックデイ

シックデイとは

Sick Day（＝病気の日）
病気やケガ、ストレスが強くなり体調が悪いとき

おもな症状

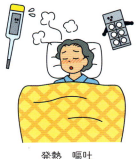

発熱　嘔吐
腹痛　下痢　など

血糖変動の例

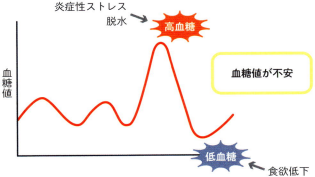

シックデイルール

おもな対応

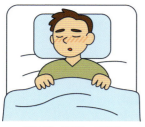
①休養（保温、安静）

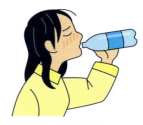
②水分摂取

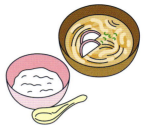
③消化によい糖質摂取

薬剤の調整

ふだんから主治医とルールを相談しておくこと

	薬剤名	注意点	対応
経口薬	スルホニル尿素（SU）薬、速効型インスリン分泌促進薬（グリニド薬）	低血糖	食事量が半分のときは半量に減らす。食事がとれないときは中止
	ビグアナイド薬	乳酸アシドーシス、消化器症状増悪	中止
	SGLT2阻害薬	糖尿病性ケトアシドーシス	中止
	αグルコシダーゼ阻害薬（α-GI）	消化器症状増悪	消化器症状があるときは中止
	DPP-4阻害薬	単独ではとくになし	食事が食べられないときは中止
	チアゾリジン薬	単独ではとくになし	中止してもよい
	イメグリミン塩酸塩	消化器症状増悪	中止が望ましい
	GLP-1受容体作動薬	消化器症状増悪	食事が食べられないときや消化器症状があるときは中止
注射薬	GLP-1受容体作動薬	消化器症状増悪	食事が食べられないときや消化器症状があるときは中止
	超速効型インスリン製剤、速効型インスリン製剤	低血糖、中止による高血糖	食事摂取量・血糖値に合わせて調整
	持効型溶解インスリン製剤、中間型インスリン製剤	低血糖、中止による高血糖	ふだんどおり継続し、中止してはいけない。血糖値に合わせて調整することがある

とくに1型糖尿病では絶対に中止してはいけません

病院に受診・相談するタイミング

- 急性疾患の症状（発熱、腹痛、下痢など）が強く、改善しないとき
- 24時間以上、食事摂取や水分摂取が困難なとき
- 脱水症状が強いとき
- 意識障害があるとき（受け答えができない、行動がおかしい）
- 血糖自己測定で350mg/dL以上、血中ケトン体高値、尿中ケトン体強陽性のとき

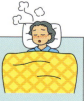

2 未受診・治療中断への対応
～糖尿病地域連携～

公立豊岡病院組合立豊岡病院 病院長補佐／内分泌・糖尿病内科 部長　岸本一郎（きしもと・いちろう）

未受診・治療中断

　糖尿病の治療を中断すると、血糖管理不良の状態を長期にわたって放置することになるため、糖尿病特有の慢性合併症である糖尿病性神経障害や糖尿病網膜症、糖尿病性腎症、動脈硬化性疾患などの進行が懸念されます。しかし、さまざまな理由により糖尿病合併症が悪化したあとにはじめて医療機関を受診する人も一定数存在し、糖尿病重症化予防の観点から臨床における大きな問題となっています。

1. 未受診や治療中断の理由

　合併症がそれほど進行していない糖尿病では、本人に自覚症状がない、もしくは多少高血糖のほうが調子がよいため、「まだ大丈夫」と思いやすい傾向があります。症状がほとんどなく治療動機が生まれにくいため、通院や治療の重要性を認識しにくいという点が糖尿病という疾患の特徴でもあります。

　未受診や治療中断の理由は、本人要因にくわえて「仕事が休めない」「経済的に余裕がない」などの社会環境要因や、「待ち時間が長い」「スタッフとの相性が悪い」「病院が遠い」などの医療機関要因があります。これらへの対応は単独の医療機関ではむずかしく、多職種や家族、地域、職域、行政を含めた関係者や、関係機関との地域における連携が重要です。

2. 糖尿病データヘルス

　近年、医療保険者が保有する健康・診療データを分析して、加入者の健康状態に即した保健事業を展開する「データヘルス計画」が策定され、医療費適正化や健康意識向上、疾病の早期発見などが期待されています。医療保険者の健康診断データとレセプトをつきあわせることにより、未受診や治療中断の可能性のある対象者を見つけることができます。

　たとえば、2015年の兵庫県豊岡市国民健康保険データベースでは、40～74歳の国民健康保険被保険者17,369名のうち、41.4％（7,196人）が特定健康診査を受診していましたが、残りの約6割の人は受けていませんでした[1]。さらに、特定健康診査受診者の1.2％（83人）がHbA1c 8％以上でしたが、その83人のうち年間診療実日数が6日以上の人は71名でした[1]。この結果から、HbA1c 8％以上のうち少なくとも14％（12人）が定期受診しておらず、糖尿病重症化の高危険群であると考えられます。

3. 糖尿病罹病年数と腎機能

　国民健康保険被保険者を対象に5年目まで追跡した研究では、糖尿病があるにもかかわ

らず「糖尿病治療を受けていない」という人は、「定期通院で治療を受けている人」と比較して、腎機能低下の危険性があきらかに高い結果でした[1]。HbA1c 値が 8％以上であるにもかかわらず、未受診または治療中断で糖尿病治療を受けていない人は、数年間の経過において、その 3 割以上の血清クレアチニン値が 1.2 倍以上となっていました。一方、定期的に治療を受けている人は、当初の HbA1c 値が 8％以上であっても、数年間の経過における血清クレアチニン値の上昇は軽微でした[1]。

4. 合併症予防には治療継続が効果的

　以上より、血糖管理が困難でも、定期通院により療養指導のもとで糖尿病治療や高血圧症、脂質異常症の管理を受けることが、合併症予防に効果的であることが推察されます。一方、特定健康診査を受診していない人の血糖管理状態は不明です。また特定健康診査の結果、HbA1c 値が高い人に対して、複数回の受診勧奨を行ってもその後の定期通院につながっていない場合がしばしばみられます。糖尿病の重症化予防の観点から、これらの未受診・治療中断への対応は合併症進行を予防するための最重要課題の一つです。

地域における糖尿病医療連携

1. クリニカルイナーシャ

　せっかく通院を継続していても、さまざまな理由で最善の医療を受けることができていないクリニカルイナーシャも問題になっています。イナーシャとは、変化をためらいそのままの状態を維持する「惰性」という意味があります。医療においては、ガイドラインに基づく治療目標に到達していなくても、可能な治療介入強化をせず、また原因の調査や服薬状況の確認をしないまま、漫然と従来の診療を継続することを指します（**86 ページ**参照）。

　実際、2013 年に地域で糖尿病患者約 1,000 人の血糖値、血圧、LDL コレステロール値についてアンケートを実施したところ、3 つの指標がすべてガイドラインどおりに管理されている人は全体の約 10％にすぎないという結果でした[2]。また、これらの指標が 1 つも管理されていない人も約 20％いました。さまざまな理由で管理目標が到達できない場合を考慮しても、まだまだ管理が不十分であることが推察されます。

2. かかりつけ医と専門医の連携

　糖尿病患者がよりよい療養生活を送るためには、糖尿病の早期発見・早期治療開始と併せて、そのあとに適切な管理・治療を継続することが重要です。日本の糖尿病患者数は約 1,000 万人と概算されていますが、糖尿病専門医の数が限られていることや、糖尿病診療が日常の生活とつながっていることなどから、かかりつけ医と専門医の連携が求められています。毎月の診療や検査、投薬はかかりつけ医で行い、治療方針のコンサルト、栄養食事指導を含む教育や合併症検査、重症化したときの診療は専門医のもとで、糖尿病療養支援に精通した看護師・管理栄養士・薬剤師・理学療法士などの多職種チームが行う、地域

医療連携体制の構築が必須です。

　身近なかかりつけの医療機関に通院することで治療中断を防ぐ効果があり、また、単独の医療機関のみでの長期的な通院ではどうしても起こりやすいクリニカルイナーシャを複数の医師や多職種の目でチェックすることにより、回避できやすくなるという利点もあります。当院ではパンフレットを作成して案内しています。

糖尿病連携手帳

　糖尿病連携手帳[3]は、糖尿病のある人が質の高い糖尿病診療を受けられるよう、JADEC（日本糖尿病協会）が作成しました。かかりつけ医や専門医、かかりつけ眼科・歯科医を受診する場合に持参し、検査値や治療内容、合併症の検査所見などを記録します。地域医療機関連携の情報共有および本人の自己管理支援の役割を担います。

　地域の糖尿病のある人約 1,000 人にアンケートをとって「自分の HbA1c 値を知っていますか？」と聞いたところ、糖尿病連携手帳を携帯している人は持っていない人と比較して、80 歳未満の全年齢で、「自分の HbA1c 値を知らない」と答えた人の割合があきらかに少ないという結果でした[4]。また、「眼科に定期的に通院していますか？」という質問に対しては、50～74 歳までの年齢では糖尿病連携手帳所持者の約 9 割が定期受診をしており、連携手帳を持っていない人に比べてあきらかに定期受診率が高いという結果でした。

　これらのことより、糖尿病連携手帳を含めた診療方法が、患者の知識向上や自己管理行動の支援につながっていると考えられます。糖尿病診療には自己管理と地域連携が重要であり、これをサポートする有効なツールとして糖尿病連携手帳を活用することが、より質の高い医療を提供することにつながります。また、糖尿病連携手帳を所持していることは、専門的な多職種連携のもとで最適な療養指導が行われている証拠ともいえます。

　したがって、ただ糖尿病連携手帳を渡せばよいというものではなく、自己管理が困難な人の支援には、家族や地域、職域を巻き込んださらなる工夫が求められています。糖尿病は症状に乏しいため、「他人（ひと）ごと」と考えられる場合が多いですが、「他人ごと」から糖尿病のない人を含めて「自分ごと」へ、さらに「仲間ごと」「社会ごと」に地域の意識を変えていく継続的な努力が必要です。

引用・参考文献

1）岸本一郎ほか. 豊岡市国民健康保険特定健診データを用いた糖尿病性腎臓病重症化関連因子の解析. 糖尿病. 62
　（6）, 2019, 347-54.
2）Kishimoto, I. et al. Questionnaire surveillance of cardiovascular risk factor awareness in community pharmacy
　patients with diabetes in an urban area of Japan. Diabetol. Int. 6（2）, 2015, 117-24.
3）日本糖尿病協会. 糖尿病連携手帳.（https://www.nittokyo.or.jp/modules/patient/index.php?content_id=29,
　2024 年 6 月閲覧）.
4）岸本一郎ほか. 大阪府豊能医療圏における糖尿病実態と連携手帳所持率調査. 糖尿病. 56（8）, 2013, 543-50.

未受診・治療中断

未受診や治療中断の理由

本人要因
・まだ大丈夫と考えている
・薬を飲みたくない
・通院がめんどう

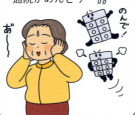

社会環境要因
・多忙、平日に仕事を休めない
・経済的な理由、医療費の負担が大きい

医療機関要因
・病院が遠い、アクセスが悪い
・主治医や医療スタッフとの相性が悪い
・通院していても血糖管理がうまくいかない
・診察の待ち時間が長い

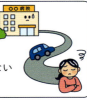

など

糖尿病データヘルス

40歳から74歳までの豊岡市国民健康保険被保険者17,369人のうち特定健康診査を受診した7,196人（41.4％）の内訳

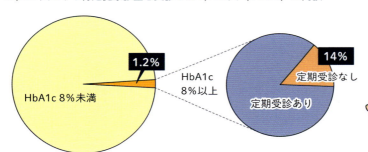

血糖管理不良でも14％が定期受診していません

岸本一郎ほか．糖尿病．62（6），2019，347-54．を参考に作成．

糖尿病罹病年数と腎機能

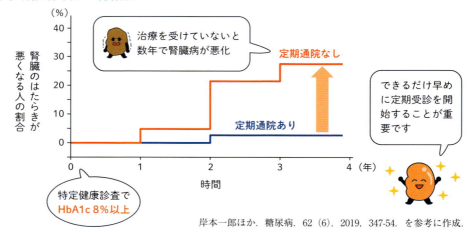

岸本一郎ほか．糖尿病．62（6），2019，347-54．を参考に作成．

地域における糖尿病医療連携

クリニカルイナーシャ

糖尿病患者1,000人における心血管病危険因子ガイドライン管理群の割合

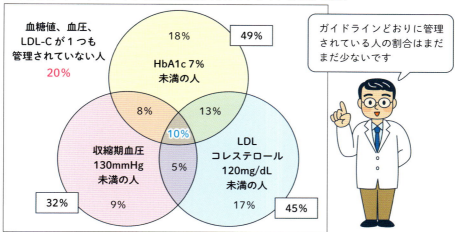

Kishimoto, I. et al. Diabetol. Int. 6（2）, 2015, 117-24. を参考に作成.

かかりつけ医と専門医の連携

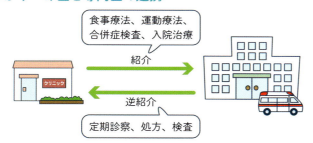

治療中断やクリニカルイナーシャを防止するためにも、かかりつけ医と専門医が連携することが大切です

糖尿病連携手帳

豊能医療圏糖尿病患者の自己管理に及ぼす連携手帳の意義と啓発

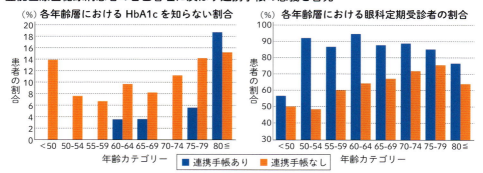

糖尿病連携手帳を持っていると自分の血糖管理状態を認識しやすく、適切な療養行動ができている傾向にあります

文献4 p.547 より.

スティグマとアドボカシー

京都大学大学院 医学研究科 糖尿病・内分泌・栄養内科学 教授　矢部大介（やべ・だいすけ）

糖尿病に対するスティグマとアドボカシー活動

1. 糖尿病に対するスティグマの現状

　糖尿病に対するスティグマは、病気をもつ人に否定的な価値を与えることで、その社会的地位を脅かし、差別や排除を招くものです[1]。一般的な誤解として「糖尿病は怠惰な生活習慣の結果であり、早死にする」という見解が広まっています。しかし、糖尿病は遺伝因子や環境因子による影響も大きく、健康的な生活を送っていても発症する可能性があります。このようなスティグマは、正しい情報の普及によって解消されるべきです。

　スティグマが放置されると、糖尿病のある人はみずからの病気を隠すようになり、治療の機会を逃すことで合併症を招く可能性があります[2]。また、周囲からの否定や恥辱により、社会生活への参加を避けることもあります。海外の調査によれば、1型糖尿病のある人の約70％、2型糖尿病のある人の約50％がスティグマを感じています。

2. 糖尿病に関するアドボカシー活動

　糖尿病治療の進歩によって健康を維持できる人が増える一方で、社会の理解不足や誤ったイメージにより糖尿病のある人がスティグマに苦しんでいます。この問題を解決し、糖尿病のある人が安心して社会生活を送れるようにするために、JADEC（日本糖尿病協会）と日本糖尿病学会が2019年に合同委員会を設立し、アドボカシー活動を開始しました。

　国際的にも、国連や主要な機関、団体と連携し、糖尿病のある人が差別や偏見によって受ける影響を軽減するための活動が展開されています。なお、保健医療が発展している国ではスティグマの撤廃や医療の向上に焦点があてられていますが、発展途上国においては糖尿病のある人が適切な医療を受けられるような体制の整備が中心となっています。

糖尿病に対するスティグマの分類と医療者としての注意点

1. スティグマの分類

　糖尿病に対するスティグマは社会的規範やイメージから生じるものであり、おもに「社会的スティグマ」「乖離的スティグマ」「自己スティグマ」に分類されます[2]。医療者にとってとくに注視すべきなのは乖離的スティグマで、これは医療者が糖尿病のある人に対して、一般的な健康や生活規範に照らしてしまうことから生じるものです。乖離的スティグマに苦しむ人は自尊心が低下し、自己スティグマを抱くことになります。自己スティグマはセルフケア行動に悪影響を与える可能性があるため、医療者は糖尿病のある人との共通

意思決定を重視し、治療目標や方法を患者と話し合って共有することが重要です。

2. スティグマを助長する可能性のある言葉

　医療者が使用する言葉も重要です。「療養指導」や「指導」といった言葉はスティグマを助長する可能性があるため、「治療サポート」や「血糖マネジメント」といった肯定的な言葉への変更が提案されています[3]。そのほかにも、たとえば「糖尿病患者」を「糖尿病のある人」などに言い換え、「血糖コントロール」を「血糖管理」などに言い換えるなどの提案がされています。医療者は糖尿病のある人やその家族とのコミュニケーションに配慮し、前向きな治療への取り組みをサポートすることが必要です[4]。

糖尿病の新たな呼称提案

　JADECと日本糖尿病学会の合同アドボカシー委員会は、糖尿病に関する具体的な活動として、全国糖尿病週間の啓発や医療者への教育、糖尿病対策推進会議との連携、政府や国会議員へのはたらきかけに加えて、糖尿病の新しい呼称について検討してきました。この検討では、JADECと日本糖尿病学会の会員や有識者によるワーキングが行われ、科学的な正確性や国際的な受け入れの可能性、スティグマ除去の効果などを考慮してさまざまな呼称が提案されました。そして、「Diabetes（ダイアベティス）」が有力な候補として挙げられ、JADECと日本糖尿病学会の合同メディアセミナーでこの提案が報告されました。新たな呼称は誤解やスティグマを取り除くうえで重要であり、社会全体での正しい理解が必要です。今後、呼称提案に関して社会全体の合意をめざし、セミナーなどが予定されています。

引用・参考文献

1）清野裕. はじめに：日本の糖尿病医療がスティグマにどう関わっているか. 医学のあゆみ. 273（2），2020，141-3.

2）加藤明日香. 2型糖尿病患者とスティグマに関する文献レビュー：医療分野の視点から. 医療と社会. 26（2），2016，197-206.

3）JADECホームページ. 日本糖尿病学会・日本糖尿病協会合同アドボカシー活動.（https://www.nittokyo.or.jp/modules/about/index.php?content_id=46，2024年6月閲覧）.

4）津村和大. 糖尿病にまつわる"ことば"を見直すプロジェクト わたしたち自身が変わる勇気. さかえ. 63（1），2023，2-3.

第4章 糖尿病療養支援に必要な知識

糖尿病に対するスティグマとアドボカシー活動

糖尿病のスティグマの環境構造

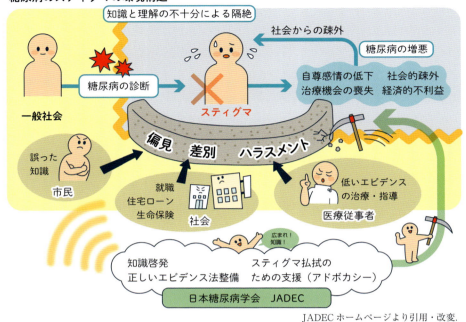

JADECホームページより引用・改変．

糖尿病に対するスティグマの分類と医療者としての注意点

スティグマの分類

▼ **社会的スティグマ（社会的規範からの逸脱やレッテル）**
経験的スティグマ：生命保険や住宅ローンの加入を断られた。就職や昇進ができなかった
予期的スティグマ：糖尿病であることを上司や同僚、時に家族にも言わない

▼ **乖離的スティグマ（糖尿病のある人の模範的イメージからの逸脱）**
経験的スティグマ：残薬が多いことを叱責された。間食をとがめられた
予期的スティグマ：薬を飲んだふりをする。隠れ食いをする

▼ **自己スティグマ（自己管理ができない、自分はだめな人間だと感じる自尊心の低下）**
経験的スティグマ：「うまく血糖の管理ができていなくてすみません」と医療者に謝罪した
予期的スティグマ：飲み会に参加するのをやめる。誰にも相談しない

糖尿病の新たな呼称提案

JADEC・日本糖尿病学会合同のアドボカシー委員会より、「糖尿病」の病名を「Diabetes（ダイアベティス）」に呼称変更する提案がされています。

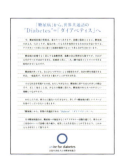

JADECホームページより．

糖尿病をもつ人の心理的負担について

奈良県立医科大学 医師・患者関係学講座 教授　石井均（いしい・ひとし）

糖尿病をもつ人の心理的負担と臨床アウトカム

1. 糖尿病をもつ人の心理的負担

　糖尿病をもつ人（PwD）の心理的負担には種々の要素がありますが、代表的な質問紙である糖尿病問題領域質問表（PAID）を使った調査では、因子分析の結果により3領域に分類されます[1〜3]。①治療に伴う負担、②糖尿病をもつことへの抵抗（負担）、③周囲に対する感情（負担）です。

▶治療に伴う負担

　PAIDのなかでは「将来のことや重い合併症が心配」「低血糖が心配」「自身の糖尿病合併症への対処がむずかしい」「つねに食べものや食事が気になる」「糖尿病の管理から脱線したときに罪悪感や不安がある」などの項目が代表的です。血糖管理（努力）、食事療法、糖尿病合併症、低血糖などが重要な要素です。

　ただし、PAIDには運動療法や薬物療法などの個別的な質問項目はありません。注射療法や金銭的なコストについてなど、各種治療法による負担感についてもそれぞれ考慮する必要があります。「治療に疲れて燃え尽きた（burn out）」もここに含まれますが、この項目は周囲への感情（負担）にも関連していることは示唆に富んでいます。

▶糖尿病をもつことへの抵抗（負担）

　PAIDにおいては「糖尿病であることを受け入れていない」「治療がいやになる」「具体的な目標がない」「食べものや食事の楽しみがなくなった」などが含まれます。「受け入れていない（not accepting）」という表現が象徴的でしょうか。われわれは「ひき受けていない」という表現のほうが適切ではないかと考えています。

　「治療に関して周りの人たちから不愉快な思いをさせられる（たとえば、他人があなたに何を食べるべきか指示するなど）」もこの領域に含まれますが、周囲への感情（負担）にも関連しています。

▶周囲に対する感情（負担）

　PAIDでは「自分の糖尿病管理について友人や家族が協力的でない」「糖尿病のせいでひとりぼっちだ」「みてもらっている医師に不満がある」がこの領域に含まれる項目です。先述のとおり、「燃え尽き」や「不愉快な思いをさせられる」もこの領域に関連しています。近年、このような周囲に対する感情はスティグマという概念で重要視されています。

2. 関連する臨床アウトカム

PAID によって測定される負担感（合計点）の高さは以下のような重要な臨床アウトカムと関連しています[1~3]。

①HbA1c が高い。

②重症低血糖や低血糖が多い。

③治療法に関連する（食事療法単独＜経口薬治療＜インスリン療法）。

④食事療法や運動療法の実行度が低い。

⑤ウェルビーイングが低い。

⑥死亡率が高い。

心理的負担への支援

PwD を支援するときには、どんな心理的負担をもっているかをつねに意識してください。単に HbA1c が高いとか、食事療法ができていないとか、目に見える結果や行動といった表面的なことだけにとらわれず、その人の内面や生活環境に注目することが大切です。そのかかわりにおけるいちばんの原則は、「医療者が糖尿病をもつ人の話をよく聴くことによって、お互いの考えかたを理解し、協力して治療に取り組むチャンスが生まれる（傾聴：active listening、共感：empathy）」ということです[4]。

「共感とは、他者（患者）の困惑に気づき、その人固有の経験を理解し／感じ取り、援助に取り組めるようになるのに十分な関心をもつ（気にかける、心配する）こと。援助行動までを含む（Decety）」ものだと表現していますが、PwD の話を聴いて「そういう気持ちだったんだ」とわかることが、支援のはじまりです[5]。

引用・参考文献

1) Polonsky, WH. et al. Assessment of diabetes-related distress. Diabetes Care. 18（6）, 1995, 754-60.
2) Hayashino, Y. et al. The Japanese version of Problem Areas in Diabetes Scale : a clinical and research tool to assess emotional functioning among people with diabetes. Diabetol. Int. 15（1）, 2023, 117-22.
3) 石井均. "行動の心理的要因：感情に焦点を当てる". 糖尿病医療学入門：こころと行動のガイドブック. 東京, 医学書院, 2011, 62-9.
4) 石井均. 糖尿病医療学：ゆるやかな法則的認識と実践. 日本糖尿病医療学学会誌. 3, 2022, 9-17.
5) 石井均. "糖尿病医療の体験から得た共感の役割". 医療現場の共感力. 京都, 金芳堂, 2023, 4-41.

糖尿病をもつ人の心理的負担と臨床アウトカム

糖尿病をもつ人の心理的負担

治療の負担
- 合併症
- 低血糖
- 食事
- 管理状態
- 燃え尽き

糖尿病への抵抗
- 受け入れられない
- 治療がいや
- 目標がない
- 楽しみの剥奪

周囲への感情
- 非協力
- ひとりぼっち
- 医師との関係

関連する臨床アウトカム

HbA1c、低血糖
自己管理行動
ウェルビーイング
生命予後

糖尿病をもつ人の心理的負担は、PAIDを用いた調査で3つに分類されます。こうした負担感は、HbA1cが高い、低血糖を起こしやすいなどの臨床アウトカムと関連して高まります

心理的負担への支援

糖尿病をもつ人の情報レベルや状況とかかわりかた

	第1レベル	第2レベル	第3レベル
情報レベル	糖尿病についての外部から観察所見	糖尿病について心理面（考え、感情）	糖尿病をもつ人の生き方（社会環境、成育歴など）
その人の状況例	・知識不足 ・飲酒、間食、過食 ・HbA1c高値	・糖尿病は恥ずかしい ・治療は嫌 ・治療はできない	・生きづらさ、人間関係 ・生きる基盤のもろさ ・終末期、精神疾患……
かかわりかた介入法	行動学（的介入） 条件を変える 環境を変える 指示（教育）する	認知、感情に介入 オープンに聞く 尊重と価値の明確化 障害の明確化と対策	長期総合的支援 強固な人間関係 家族や社会資源 メンタルヘルス専門家

一般的・受動的・表層的 → 個別的・主体的・深層的

関係性、共感の深さ

石井均. 日本糖尿病医療学学会誌. 3, 2022, 9-17. より.

> 糖尿病をもつことへの心理的負担については第2レベルを中心に考えます 行動だけでなく、内面や環境に目を向けることが大切です

糖尿病のチーム医療について

関西電力病院 看護部 副看護師長／慢性疾患看護専門看護師　**河野千尋**（こうの・ちひろ）
関西電力病院 糖尿病・内分泌代謝センター センター長　**浜本芳之**（はまもと・よしゆき）

糖尿病のチーム医療

　辞書には、チームとは「共通の目標のために協力して行動するグループ」と定義されています。チームで活動するメリットは多様な能力や知識を活用し、効果的に問題解決をはかることができることです。栄養サポートチーム（NST）や感染制御チーム（ICT）などの医療チームはその見本になる例といえます。では、糖尿病をもつ人への支援に対してチーム医療が果たす役割とはなんでしょうか。

　従来のチーム医療は患者を中心に、医療者が集中的に治療やケアを提供するというイメージでした。しかし徐々に、患者もチームの一員となって一緒に治療を行っていく、という考えかたに変化してきました。

アドボカシー活動

　糖尿病をもつ人へのレッテルやスティグマをなくすために、糖尿病から「Diabetes（ダイアベティス）」という呼びかたへの変更が検討されています。また、糖尿病患者ではなく「糖尿病とともに生きる人」というとらえかたが推奨されていますが、どうしても長くなってしまうため、ここでは以降も「患者」と表記しています。アドボカシー活動も、医療者がチームとなって社会にはたらきかけていくチーム活動です。

糖尿病治療においてチーム医療が目指すこと

　糖尿病治療の目標は、糖尿病のない人と変わらない寿命と生活の質（QOL）の維持です。そのためには血糖値だけでなく、血圧や脂質代謝などの併存疾患のコントロールも必要です。一生つき合っていくことになる慢性疾患であるため、治療の側面だけでなく、生活全般での自己管理と医療サポートが非常に重要です。食事、運動、薬物療法を長く続けるためには、支援する患者の価値観を大切にし、個別性をもった提案が大切です。

　当院では、多職種で糖尿病に関する集団学習を行っています。知識提供や最新の情報を伝えるための医師からの講義形式のレクチャー、患者の考えや感情を出しあうカンバセーションマップなど、どのレクチャーでも医療者が直接患者へ説明を行い、その場で質問をしやすいように双方向の会話形式で進めます。患者同士が実際の生活での取り組みかたを披露しあう場にもなっています。

多職種チームによる支援

　どれだけ正しい知識を伝えても、患者に受け入れられなければ治療の効果が出にくいという点が、糖尿病治療の生活支援がむずかしいと思われる理由の一つでしょう。また、長期にわたり糖尿病とつき合っていくなかで、年齢や職業、家族状況などの社会背景や心の状況によって生活スタイルが変化したり、医療チームへのニーズが変化していくのも糖尿病治療の特徴です。糖尿病の発症初期では治療や知識習得へのニーズが高まり、そのあとは経済面や心理的課題へのニーズが高まるかもしれません。

　そこで重要なのが多職種チームによる支援です。医師、看護師、管理栄養士・栄養士、薬剤師、心理士（臨床心理士）、理学療法士、医療ソーシャルワーカー（MSW）などがそれぞれの専門的な知識を活かした支援を行うことで、互いの専門性を発揮できます。専門性や能力が重なる範囲では、より手厚いサポートが期待できます。

　糖尿病にくわしい職種がたくさんいない場所ではチーム医療ができないかというと、そうではありません。むしろ、限られた人数で対象のニーズをつかんで、すばらしい医療を実践しているチームもすでにあります。多職種が集中してかかわれるのは理想的ですが、限られた職種が自分の職域に留まらずに支援していくことが現実的でしょう。たとえば、看護師が処方されている薬の効果を知ったうえで、有効性や安全性を高められるように食事や生活上のポイントを説明したり、薬剤師が患者の生活スタイルを把握したうえで、薬剤の服用・注射実施率が高まるよう支援したりすることで、互いの仕事を補完しあうといった事例が考えられます。

本音と信頼が糖尿病とのつき合いやすさを変える

1. 患者の本音をチームで検討する

　スルホニル尿素（SU）薬とSGLT2阻害薬の2剤服用で長く血糖管理が良好だった患者が、尿路感染のためにSGLT2阻害薬を中止したところ、血糖値が上がってきた事例がありました。患者は運動の機会を増やし、間食を控えることで、ふたたび良好な血糖管理に戻っていきましたが、看護師に「あれ（SGLT2阻害薬）さえ飲んでいたら、多少おやつを食べても大丈夫だったのにな。年1回くらいの尿路感染なら、そのまま服用を続けておやつが食べられる生活のほうが楽しいのだけれどね」と本音をうちあけてくれたことがありました。

　もちろん、尿路感染を起こした人にはSGLT2阻害薬は使えないのが原則です。だからこそ、患者は医師には言わずに看護師に冗談交じりに話してくれたのでしょう。看護師は、患者に「ほかの薬を代替で追加したいか」「このままの治療方法を続けられそうか」「好きなものを食べるタイミングについて」など、くわしく話を聞いていきました。退院前の多職種カンファレンスでも情報を共有した結果、医師から週1回の注射を含む、ほかの薬物

第4章　糖尿病療養支援に必要な知識

糖尿病ケア⁺ 2024年 秋季増刊　**165**

療法についての提案につながりました。

2. 患者自身に治療を選択してもらう

　患者は「先生が注射もあるよって言ってくれたから、つらくなったらそっちに切り替えてほしいってお願いしようと思う。今は食事と運動でがんばってみるけれど、将来的に注射にできると思うとちょっと安心した」と、自分で治療法を選択することができました。成人学習理論でも、成人が自分で選んだことは比較的継続しやすいといわれています。看護師は処方することはできませんが、薬や栄養についてもすこしだけ広く話を聞くことで、患者に選択肢を示すきっかけをつくることができるのです。

多様性社会に合った知識を得るために

　チーム医療について、みなさんがすでに実践していることもたくさんあるでしょう。そのうえで、さらに互いの知識や役割を知るためには、日々のコミュニケーションはもちろんのこと、学会や研修会などに参加することが有用です。最近はオンラインでの研修会も多く開催されています。これらに参加することでそれぞれの専門性を学ぶことができます。学会というと敷居が高く感じるかもしれませんが、日本糖尿病学会やJADEC（日本糖尿病協会）では、医療者ではない糖尿病をもつ人の参加もすすめています。みずからの職域にとらわれず、医療者と患者という垣根も超えて、多種多様な価値観に沿った治療支援を実践することが、これからの糖尿病治療におけるチーム医療であるといえるでしょう。

引用・参考文献

1) 日本糖尿病学会編・著. 糖尿病診療ガイドライン2024. 東京, 南江堂, 2024, 580p.
2) 日本糖尿病学会編・著. 糖尿病治療ガイド2022-2023. 東京, 文光堂, 2022, 156p.
3) 日本糖尿病協会. 日本糖尿病学会・日本糖尿病協会合同 アドボカシー活動. (https://www.nittokyo.or.jp/modules/about/index.php?content_id=46, 2024年6月閲覧).

糖尿病のチーム医療

従来のチーム医療

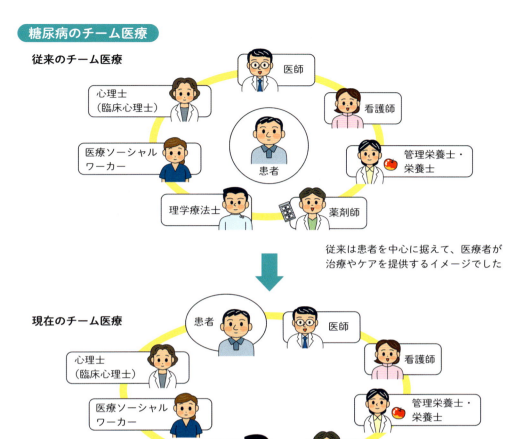

従来は患者を中心に据えて、医療者が治療やケアを提供するイメージでした

現在のチーム医療

現在は患者もチームの一員として医療者と一緒に主体的に治療を行うことが大切と考えられています

アドボカシー活動

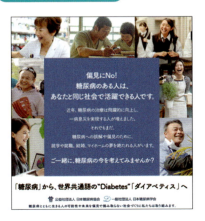

- アドボカシー活動は、医療者がチームとなって社会にはたらきかけていくチーム活動です
- 糖尿病をもつ人へのレッテルやスティグマをなくすため、JADEC（日本糖尿病協会）と日本糖尿病学会が合同でさまざまな活動に取り組んでいます

日本糖尿病協会ホームページ．アドボカシー活動．より

糖尿病治療においてチーム医療が目指すこと

糖尿病教室の週間予定表の例

開始時刻	月曜日	火曜日	水曜日	木曜日	金曜日	土曜日
10:00						ビデオ学習会
10:30	医師レクチャー 患者さんとともに歩む	医師レクチャー 糖尿病とは？	看護師レクチャー フットケア	医師レクチャー 合併症について	医師レクチャー 健康で長生きするためのポイント	
12:00						
13:00	運動教室（理学療法士）	運動教室（理学療法士）		運動教室（理学療法士）	運動教室（理学療法士）	
14:10		カンバセーションマップ（管理栄養士）	回診			
15:00					食事療法（管理栄養士）	
15:45	糖尿病網膜症（視能訓練士）			検査説明（臨床検査技師）		
16:15	低血糖（看護師）		カンバセーションマップ	薬物療法（薬剤師）		

糖尿病に関する集団指導を多職種で行うことで、さまざまな職種の専門分野について直接説明することができ、患者同士のコミュニケーションにもつながります

多職種チームによる支援

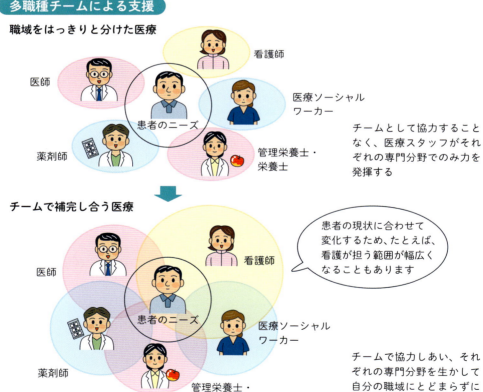

糖尿病看護認定看護師のかかわり

公立豊岡病院組合立豊岡病院 看護部 日本糖尿病療養指導士　大槻美紀（おおつき・みき）
公立豊岡病院組合立豊岡病院 看護部 糖尿病看護認定看護師　畑中友紀（はたなか・ゆき）

糖尿病看護認定看護師とは

　糖尿病看護認定看護師は、糖尿病患者とその家族の生活の質（QOL）向上のため、高い臨床推論力と病態判断力に基づいた水準の高い看護を実践します。同時に、ほかの看護師に対して指導をしたり、相談を受けたりする役割も果たします。

糖尿病看護認定看護師の役割

1. 看護の実践

　糖尿病看護認定看護師の役割の一つに、糖尿病患者への直接的なケア活動があります。インスリン注射手技指導においては、視覚障害や片麻痺、高齢患者などの個別性を理解し、状況に合わせた内容で指導を行うことができます。血糖パターンマネジメントにおいては、多角的・多面的に理解することが必要です。またフットケアでは、足の状態、生活状況、全身状態、セルフケア状況の4つの視点が大切であり、それに基づいて患者の足をアセスメントしてケアに活かします。糖尿病透析予防指導では、糖尿病性腎症の病期に合わせた支援を行い、身体的・心理的・社会的側面からアセスメントして、セルフモニタリングの援助を行います。在宅療養指導においては、一人の生活者としてとらえた支援が大切です。

2. コンサルテーション

　糖尿病看護認定看護師は、相談役として看護師などに対してコンサルテーションを行う役割と機能をもっています。コンサルテーションとは、内外の資源を用いて問題を解決したり変化を起こしたりすることができるように、その当事者やグループを手助けしていくプロセス、援助過程のことです。糖尿病看護認定看護師が患者や家族を直接的にケアする看護の実践とは異なり、医療チームや看護チームが直接的ケアを行えるように支援します。

3. スタッフへの指導

　スタッフに対する指導においては、「教える」から「学ぶ」へのパラダイムシフトが求められます。教育者として、知識や技術を伝達するというよりも、学習者が知識や技術を身につけることを支援する役割があります。そのためには、学習者が「学びたい」とやる気になれるような支援が必要です。

　学習方法としては、学習者みずからが参加する、アクティブラーニングが推奨されます。経験学習や意識変容学習においては、何を学ぶかではなく、学習者が何をどのように経験し、その結果として学習者自身がどのように変容するのかに焦点をあてます。糖尿病看護

認定看護師が実施する教育においても、何を伝えるかだけではなく、それが学習者に浸透して、彼らが思考や価値観を変容させることができるような教育方法を計画することが肝要です。

糖尿病療養支援のポイント

1. 糖尿病患者の特徴

　糖尿病患者は身体的特徴、心理的特徴、社会的特徴の３つの側面からとらえることができます。身体的特徴としては、健康なときと変わらない生活を維持できる時期、病状が維持・緩解する時期、生活に支障をきたす時期などのさまざまな局面を体験します。心理的特徴においては、診断されたときや治療方法が強化されたとき、合併症が進行・悪化したときがとくに問題になりやすいです。社会的特徴として理解しておくべきことは、糖尿病患者も地域社会で生き、社会的役割を担う生活者であるということです。

2. 糖尿病看護の基本

　糖尿病看護において重要なことは、①糖尿病そのものを理解すること、②糖尿病をもつ人の心理を理解すること、③糖尿病をもつ人の環境を理解することです。なかでも、糖尿病患者とのかかわりにおいては、患者の心理や隠れた思いを理解することが大切です。患者心理としてよくみられるのは、健康に対する自信の喪失や、透析や失明への恐怖、セルフケアへの負担感、生活パターンを変更することのむずかしさ、世間の冷たい目を感じる（糖尿病のイメージの悪さ、すなわちスティグマ）、透析になってしまうという現状への絶望、QOL の低下に対する不安、医師や看護師への不信感などです。

　患者の心理や思いを知るためには、結果だけでなくそのプロセスに注目することが重要であり、糖尿病患者が抱えている困難に対する解決の糸口になります。また、患者の生活に合わせた療養行動を選択することが大切です。その際、患者のこれまでの行動について頭ごなしに「だめ」と伝えるよりも、患者の行動を否定せずに正しい情報を提供するようにします。情報の提供においては、医療者が伝えたい情報よりも患者が知りたい情報を提供しましょう。

3. 療養支援と自己効力感

　自己効力感とは、ある具体的な状況において適切な行動を成し遂げられるという予期のことをいいます。予期には「効力予期」と「結果予期」があります。効力予期とは、その行動を自分が「できそうか」という予測のことです。結果予期とは、その行動を自分がしたら「どういう結果になるだろう」という予測のことです。

　自己効力感を高めるためには、４つの要素があります。１つめは成功体験です。自分自身の過去に似たような成功体験があることが自己効力感につながります。たとえば、３年前にたばこをやめることができたから、２日間の休肝日だってきっと続けられる、といっ

た考えかたです。

　２つめは代理的経験です。自身と似た状況にある他人が成功するのを見て、自分にもやれそうだと考えることをいいます。たとえば、友人が２か月間ジョギングを続けているのを見て、あの人ができたのだから私にだってできる、と考えることです。

　３つめは言語的説得です。客観的な判断ができる人から「あなたならできる」と言われることで起こります。たとえば、自身のことをよく知っている看護師に「あなたならきっとやり遂げられますよ」と言ってもらえた、などが代表的な例です。

　４つめは、生理的・情緒的状態です。その行動をとることで身体面に変化が起こり、それが心地よいと実感できることにより考えかたが変化します。たとえば、体重が 2kg 減少したら体が軽やかになった気がするから続けよう、と考えることがこれに当てはまります。

第 4 章　糖尿病療養支援に必要な知識

糖尿病看護認定看護師とは

看護現場におけるスペシャリスト！

患者へのケアだけでなく、看護師へ指導したり相談に乗ったりする役割ももっています

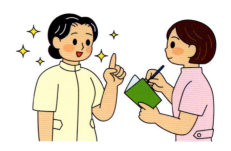

糖尿病看護認定看護師の役割

看護の実践

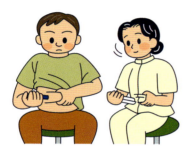

- 直接的に患者のケアを行う

→インスリン注射手技
　血糖パターンマネジメント
　フットケア
　透析予防指導
　在宅療養指導

コンサルテーション

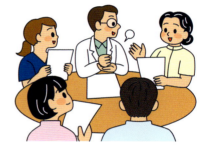

- チームが患者のケアを行うための支援を行う

→自身が直接的にケアするのではなく、医療チーム、看護チームのケアをサポートします

スタッフへの指導

- 「学ぶ」ための支援を行う

→一方的に「教える」のではなく、学習者のやる気をひき出し、みずから経験して学習するためのサポートを行います

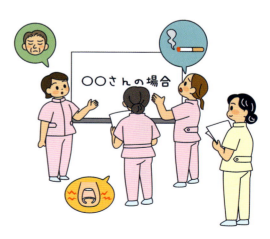

糖尿病療養支援のポイント

糖尿病患者の特徴

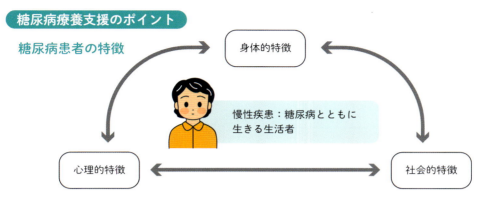

糖尿病患者は病気の状況や心の在りかた、社会的な立ち位置などにおいてさまざまな問題を抱える場合がありますが、「患者」ではなくあくまで「糖尿病とともに生きる生活者」としてとらえることが大切です

糖尿病看護の基本

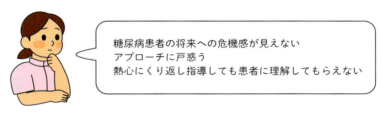

糖尿病患者の将来への危機感が見えない
アプローチに戸惑う
熱心にくり返し指導しても患者に理解してもらえない

→患者の困難に寄り添い、患者が求める情報を提供し、患者の生活に合った療養支援を行うことが糖尿病看護の基本です

療養支援と自己効力感

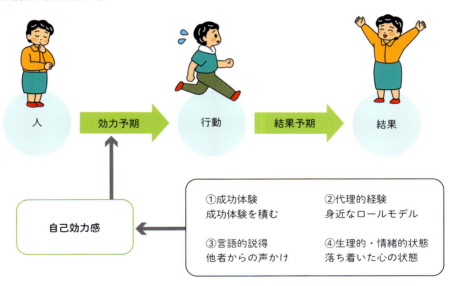

資料ダウンロード方法

本書の資料は、WEBページからダウンロードすることができます。以下の手順でアクセスしてください。

■メディカID（旧メディカパスポート）未登録の場合
メディカ出版コンテンツサービスサイト「ログイン」ページにアクセスし、「初めての方」から会員登録（無料）を行った後、下記の手順にお進みください。

https://database.medica.co.jp/login/

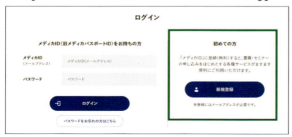

■メディカID（旧メディカパスポート）ご登録済の場合
①メディカ出版コンテンツサービスサイト「マイページ」にアクセスし、メディカIDでログイン後、下記のロック解除キーを入力し「送信」ボタンを押してください。

https://database.medica.co.jp/mypage/

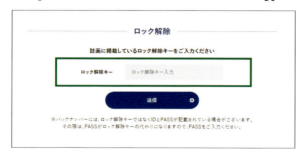

②送信すると、「ロックが解除されました」と表示が出ます。「ファイル」ボタンを押して、一覧表示へ移動してください。
③ダウンロードしたい資料のサムネイルを押すと「ダウンロード」ボタンが表示され、資料のダウンロードが可能になります。

ロック解除キー　So1l82e0

＊WEBページのロック解除キーは本書発行日（最新のもの）より3年間有効です。有効期間終了後、本サービスは読者に通知なく休止もしくは終了する場合があります。
＊メディカID・パスワードの、第三者への譲渡、売買、承継、貸与、開示、漏洩にはご注意ください。
＊ロック解除キーの第三者への再配布、商用利用はできません。データは研修ツール（講義資料・配布資料など）としてご利用いただけます。
＊図書館での貸し出しの場合、閲覧に要するメディカID登録は、利用者個人が行ってください（貸し出し者による取得・配布は不可）。
＊雑誌や書籍、その他の媒体および学術論文に転載をご希望の場合は、当社まで別途お問い合わせください。
＊データの一部またはすべてのWebサイトへの掲載を禁止します。
＊ダウンロードした資料をもとに作成・アレンジされた個々の制作物の正確性・内容につきましては、当社は一切責任を負いません。

索引

数字・欧文

1型糖尿病	19, 29, 85
2型糖尿病	20, 85
75gOGTT	17
ADL	33, 69
BMI	79, 84
Cペプチド	11, 16
HbA1c	16, 84

あ行

アミノ酸	94
インスリン抵抗性	19, 43, 76, 107, 121
インスリン分泌能	11, 19
インスリン療法	24, 85, 137, 148
運動療法	34, 84, 107, 111, 116

か行

冠動脈疾患	68
空腹時血糖値	17, 25, 84, 137
クリニカルイナーシャ	86, 154
血糖値	10, 16, 89, 120
高浸透圧高血糖状態	40, 50, 149

さ行

細小血管症	59, 79
サルコペニア	34, 95, 115, 134
シックデイ	120, 124
食事療法	34, 84
食物繊維	89, 103
随時血糖値	17
膵島関連自己抗体	19
スティグマ	84, 161, 164, 170
正常血糖ケトアシドーシス	50

た行

低血糖	33, 54, 107, 125, 138
糖質	89
糖尿病性ケトアシドーシス	21, 40, 50, 85, 149
糖尿病連携手帳	77, 155

な行

妊娠糖尿病	24
脳血管障害	68

は行

フレイル	94, 115, 134
飽和脂肪酸	99

ま行

末梢動脈疾患	68
無自覚性低血糖	54, 148

や行

薬物療法	34, 84

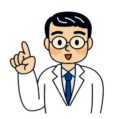

● **増刊への感想・提案**

このたびは本増刊をご購読いただき、まことにありがとうございました。編集部では今後も、より皆さまのお役に立てる増刊の刊行を目指してまいります。つきましては本書に関するご感想・ご提案などがございましたら、当編集部までお寄せください。また、掲載内容につきましてのご質問などがございましたらお問い合わせください。

● **連絡先**：〒532-8588　大阪市淀川区宮原3-4-30　ニッセイ新大阪ビル16F
　　　　　株式会社メディカ出版「糖尿病ケアプラス編集部」
　　　　　E-mail：DMcare@medica.co.jp

The Japanese Journal of Diabetic Caring Plus　糖尿病ケア＋（プラス）　2024年秋季増刊（通巻262号）

病気のしくみから合併症、三大療法まで 支援に活かせる知識が身につく
糖尿病患者のからだ イラスト大事典

2024年9月10日発行	編　著	岸本 一郎／井垣 誠
	発行人	長谷川 翔
	編集担当	浅田朋香／富園千夏／西川雅子
	編集協力	芹田雅子／髙島美穂／加藤明子
	イラスト	中村恵子
	デザイン	Kaji Design Works
	発行所	株式会社メディカ出版
		〒532-8588　大阪市淀川区宮原3-4-30
		ニッセイ新大阪ビル16F
		編　集　　　　電話 06-6398-5048
		お客様センター　電話 0120-276-115
		E-mail　DMcare@medica.co.jp
		URL　https://www.medica.co.jp/
	広告窓口	総広告代理店　株式会社メディカ・アド
		電話 03-5776-1853
	組　版	稲田みゆき
定価（本体 3,200円＋税）	印刷製本	株式会社シナノ パブリッシング プレス

ISBN978-4-8404-8377-3　　　　　　　　　　乱丁・落丁がありましたら、お取り替えいたします。
　　　　　　　　　　　　　　　　　　　　　　　　　　　　　無断転載を禁ず。
　　　　　　　　　　　　　　　　　　　　　　　　　Printed and bound in Japan

本誌に掲載する著作物の複製権・翻訳権・翻案権・上映権・譲渡権・公衆送信権（送信可能化権を含む）は株式会社メディカ出版が保有します。

JCOPY＜（社）出版者著作権管理機構　委託出版物＞
本書の無断複写は著作権法上での例外を除き禁じられています。複写される場合は、そのつど事前に、（社）出版者著作権管理機構（電話 03-5244-5088、FAX 03-5244-5089、e-mail：info@jcopy.or.jp）の許諾を得てください。